病気になっても病人にならない生き方

とにかく笑って、前向きに　誰でも元気になる不思議な料理教室

米澤佐枝子
Saeko Yonezawa

致知出版社

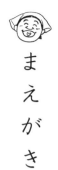

まえがき

この本には、あなたの身体と心を元気にする「大きな力」があります！

「病気にはなっても、病人になっちゃいけないよ」――。

私はいつも料理教室の生徒さんには、そう言っています。

病気になったらなったで、治せばいいのです。くわしくは本文でご説明しますが、「いのちの根っこ」＝生活道「掃除・洗濯・料理」を実践していれば、病気になっても工夫が生まれる。

ただ、病気になったうえに、病人にまでなっちゃうと、厄介なことになります。

病人というのは、身体だけでなく、心まで病気になってしまった人のこと。「私は助からないかもしれない」「不安なの」「こわいのよ」といったように、心まで縮んじゃって、病人になっちゃうと、回復するまでに長時間かかります。

と言うのも、心が縮んだら細胞も縮みます。身体全体に元気がなくなります。

ですから、病気になったら、まずは心を縮こまらせないこと。がんこにならない。「きっと良くなるよ」「あきらめないで」「大丈夫」「なんでも話して」といったように明るく、前向きに考えましょうね。そのようにして心の扉を開けば、心を明るく、前向きになれば心も身体も自然と楽になるはずです。そして、病気も自然と治っていきます。病は気からと言われます。

実際、この考え方で、私の身体に奇跡が起きました。

信じがたいことですが、末期癌《がん》が自然と消えてなくなったのです。

三十代後半、私は、末期癌で余命一年を宣告されました。お医者さんの宣告通りであれば、四十代になる前に、私の人生は終わっていたはずです。

ただ、当時の私は、料理教室の講師を務め始めたばかりで、家庭では小さな子供を三人抱えていました。日々、仕事や家事でやることがいっぱいあったので、自分の身体のことで、あれこれ思い悩んで、心を縮こまらせている暇などなかったのです。

癌なんかで、くよくよしている時間がもったいない。今、この瞬間にできることを一所懸命にやって、あとは天に任せておけばいい——当時の私は「病気」にはなっても「病人」にはならず、前向きに毎日を過ごしていました。

今にして思えば、それが良かったのでしょう。

その後、四十代半ばで受けた人間ドックで、癌が消滅していることがわかったのです。余命一年どころか、それから四十年以上の月日が経ちます。八十代になった今でも、私は料理教室の主任講師として、元気に楽しく授業をさせていただいております。

誰もがイキイキする「不思議な料理教室」を、この本で体験してみましょう!

自然療法の大家であり、私の師匠でもある、東城百合子《とうじょうゆりこ》先生が東京都世田谷区で始められた料理教室は、ただ単に調理だけを指導する場ではありません。

生徒さんの心を明るく元気にして、いのちと生活道を学ぶための料理教室なのです。そこでは身体だけではなく、心も健康でイキイキと過ごすための知恵をお伝えしています。

この本は、誰もがいつの間にか元気になる東城先生と私の「不思議な料理教室」を、読むだけで体験できるように執筆しました。読者の皆さんが、この本を読み終える頃には、「運命の主は自分自身——自分次第で心も身体も人生も変えられる!」といったことを強く実感されているに違いありません。

冒頭で、「病気にはなっても、病人になっちゃいけないよ」と申し上げましたが、そもそも誰もが「病気」などにはなりたくないもの。癌、白血病、膠原病《こうげんびょう》、鬱病《うつびょう》といった、病気にかかってしまうと、どうしても前向きに考えることができず、心まで病んでしまうこともあります。

そこで、この本では、「病人にならない生き方」だけではなく、「病気になっても元気に前向きに、病気を治す生き方」についてもご紹介しました。病いは、「いのちの根っこ（生活道）に問題があるよ」と身体が教えてくれているのです。

ですから、いのちの根っこをどう育てるか？

この本には、あなたの身体と心を元気にする「大きな力」があります。今日から、その「大きな力」を、あなたとご家族の幸福のために、おおいに活用していただければ、著者として、これほど喜ばしいことはありません。

まえがき …… 3

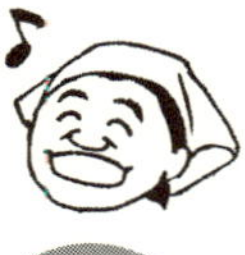

第一章　いのちの根っこを養う

自然と寄り添い生きれば、病人にならない …… 16
いのちあるものを手作りしていただくことが基本 …… 17
衝撃の宣告、癌の発覚と余命は一年！ …… 18
心の勉強もできる料理教室 …… 21
東城百合子先生との出会い …… 22
いつのまにか消えていた末期癌 …… 24
基本の食器は「白」がいい …… 26
根っこを正せば病気はよくなる …… 28
今の自分を変える勇気 …… 31

第二章　いのちは天が決める

未熟児に生まれて、五歳で母を亡くす …… 36

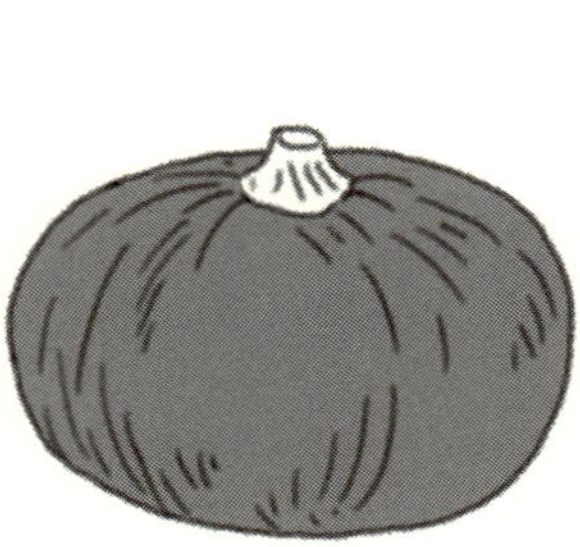

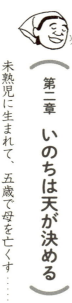

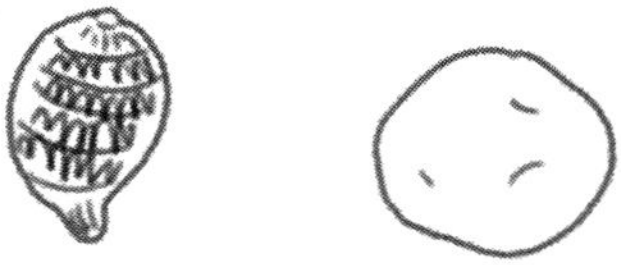

「お米って、こんなに美味しいんだ！」…… 37
祖母から学んだ「与える喜び」…… 40
みんなが喜ぶ味噌汁 …… 41
私にとっての食の原点 …… 42
女ターザン、栄養士になる …… 43
食生活の変化、そして身体の異変 …… 45
食事の力 …… 46
肌が乾燥し、シミが現れ、生理が止まる、どうする？…… 48
自然療法の学びを深める …… 50
「こんな真っ黒いものばかり、誰が喜ぶのよ！」…… 52
「料理はね、心で作るのよ」…… 55
東城先生からの最も強烈な一撃 …… 56
「あんたのこだわりがダメ、それを捨てなさい」…… 58
「いのちは天が決めるのよ。あんたが決めるんじゃない」…… 60
自分で決められるのは、「今この瞬間」だけ …… 63
天に任せたら、癌が消滅した！ …… 65
本気で叱ってもらえたこととの幸せ …… 67
ウシとウマは相性がいい？ …… 69
東城先生との最後の約束 …… 70

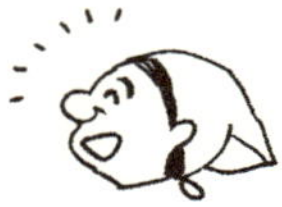

第三章　心の新陳代謝をしてみよう

心をぱっと開けば気持ちが楽になる……74
〝話す〟は〝放す〟……76
しゃべることでストレスは半減する……78
ヨネ流「心に新しい風を取り入れる法」……80
泣きたい時は泣けばいい。笑いたい時は笑えばいい……82
真夜中の電話「今から死にます」……84
あなたはその病気を通してなにを学びたい？……86
鬱でもできることがきっとある……88
誰かを思う気持ちがその人を変える……90
笑う門には福来る——一番効く抗癌剤……94
身体も心も新陳代謝できる……96

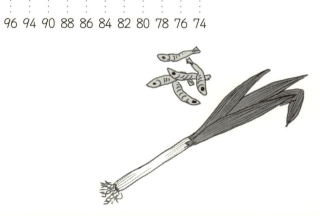

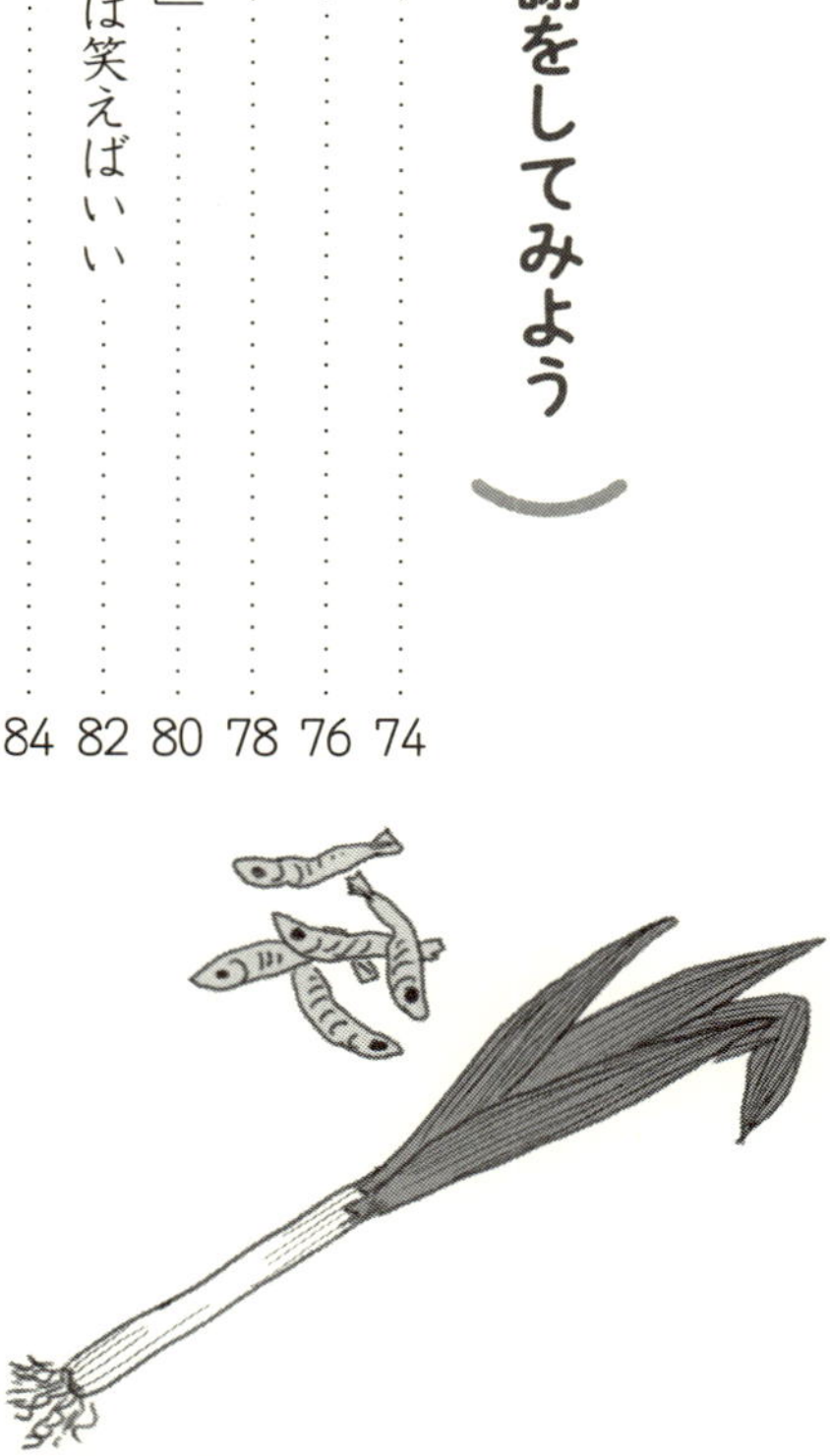

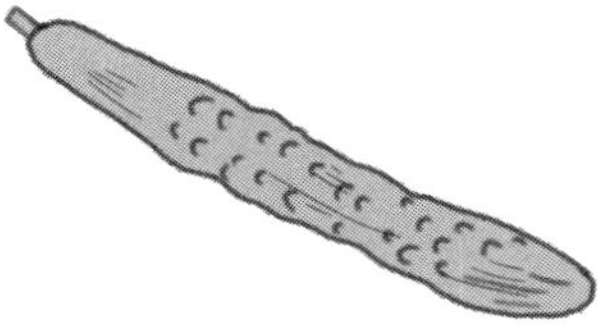
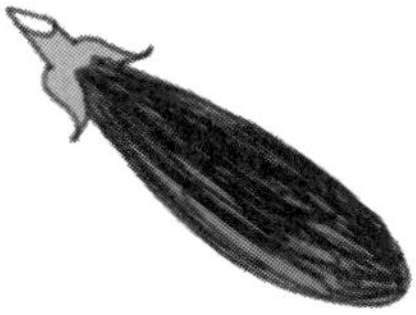
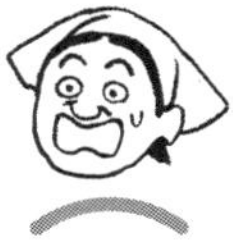

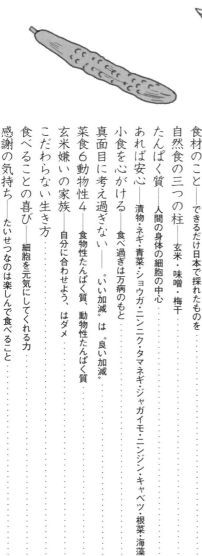

第四章 食

ビタミン愛①——手作りには作り手のエネルギーが入る …… 100
ビタミン愛②——おばあちゃんの梅干 …… 102
「台所は薬局よ」 …… 103
丸ごと食べる——野菜の皮は剥かない、アクも取らない …… 105
食の安全——調味料、加工食品で気に留めておくべきこと …… 106
塩のこと——自分の身体と相談して塩梅よく …… 108
旬のもの——免疫力が格段にアップ …… 110
食材のこと——できるだけ日本で採れたものを …… 112
自然食の三つの柱——玄米・味噌・梅干 …… 113
たんぱく質——人間の身体の細胞の中心 …… 117
あれば安心——漬物・ネギ・青菜・ショウガ・ニンニク・タマネギ・ジャガイモ・ニンジン・キャベツ・根菜・海藻・ヨモギ …… 119
小食を心がける——食べ過ぎは万病のもと …… 127
真面目に考え過ぎない——〝いい加減〟は〝良い加減〟 …… 130
菜食6動物性4——食物性たんぱく質、動物性たんぱく質 …… 133
玄米嫌いの家族——自分に合わせよう、はダメ …… 134
こだわらない生き方 …… 137
食べることの喜び——細胞を元気にしてくれる力 …… 138
感謝の気持ち——たいせつなのは楽しんで食べること …… 140

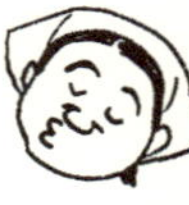

第五章　身体

絶対に良くなる――ダメな身体なんてない、ダメな人もいない …… 142
砂浴――自然治癒力を高める最高のデトックス法 …… 145
不眠――昼間は大いに身体を動かし、夕食は控えめに …… 147
身体を温める――根菜類のスープ、こんにゃく温湿布、温灸、足浴 …… 149
一番搾りのゴマ油で髪が変わった …… 152
ストレス――よく寝る、気持ちを吐き出す、今やるべきことに集中する …… 154
便秘――玄米食で無縁になれる …… 157
自己判断はダメ――とにかく一度は病院で診察を …… 158
決めつけは危険！――選択肢は柔軟に …… 160
セカンドオピニオン――病気や症状によっては二か所以上受診 …… 162
マムシ様――生死をさまよって生まれ変わった性格 …… 164
料理は最高の脳トレ・筋トレ …… 166
よく噛んで食べれば認知症防止に …… 169
自然の手当て――治病の主役と治病の助手 …… 171
心が躍れば細胞も躍動する …… 173
希望をもつ――楽しみが生きがいになる …… 176
日本人としての生活道――目に見えない〝いのち〟に感謝する心 …… 177

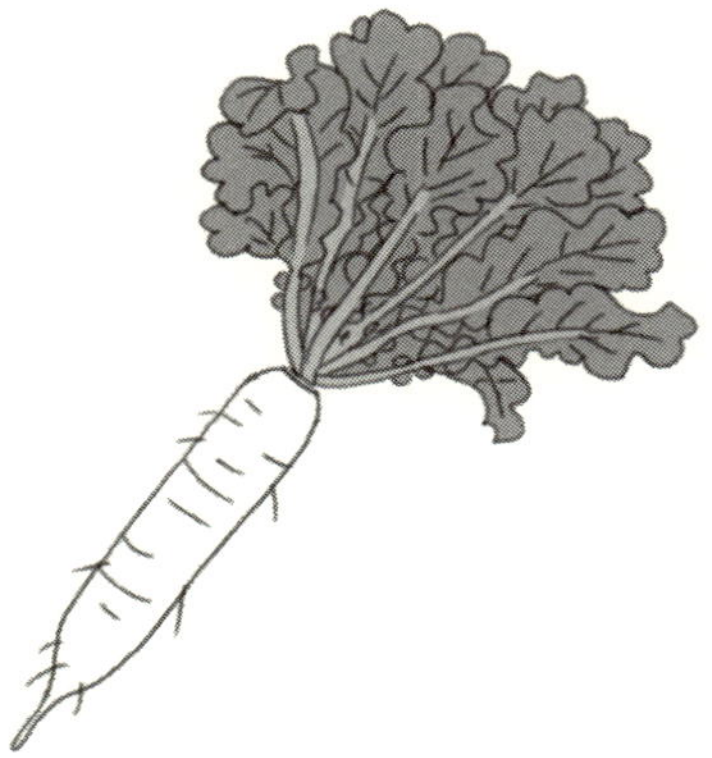

第六章　生きる

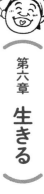

人間は小さな宇宙——自然とともに〝生かされる〟存在……182
人生はあっという間——何があっても「なんとかなる」……183
病は天からのお便り——病気も受け取り方次第……187
痛みも感謝に変える……189
「僕は感謝してあの世に行くよ」……192
過去にとらわれない——今日は今日、今は今……193
余命宣告から四十余年——寿命は人にはわからない……195
「暗い夜があっても、必ず明るい朝がやってくる」……197
ベゴニアの花——本当の愛は花にも届く……199
運命の主は自分自身——あなた次第で人生は変えられる……200
神経は歳をとらない——やることいっぱいよ……203
杖——頼ってもらえる喜び……205
生きているだけで素晴らしい——気負わず、気楽に、一所懸命に……207
人生は楽しい修業——魂は永遠に続いていく……209
天まで届け——今日も一日、いのちいっぱいに生きる……211

あとがきにかえて……213

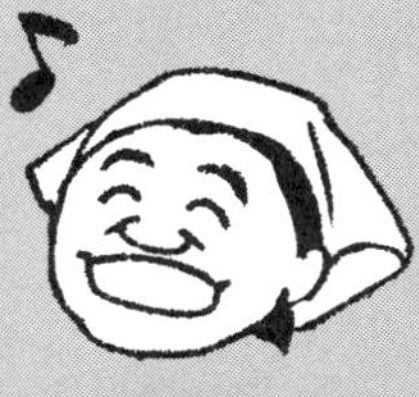

第一章 いのちの根っこを養う

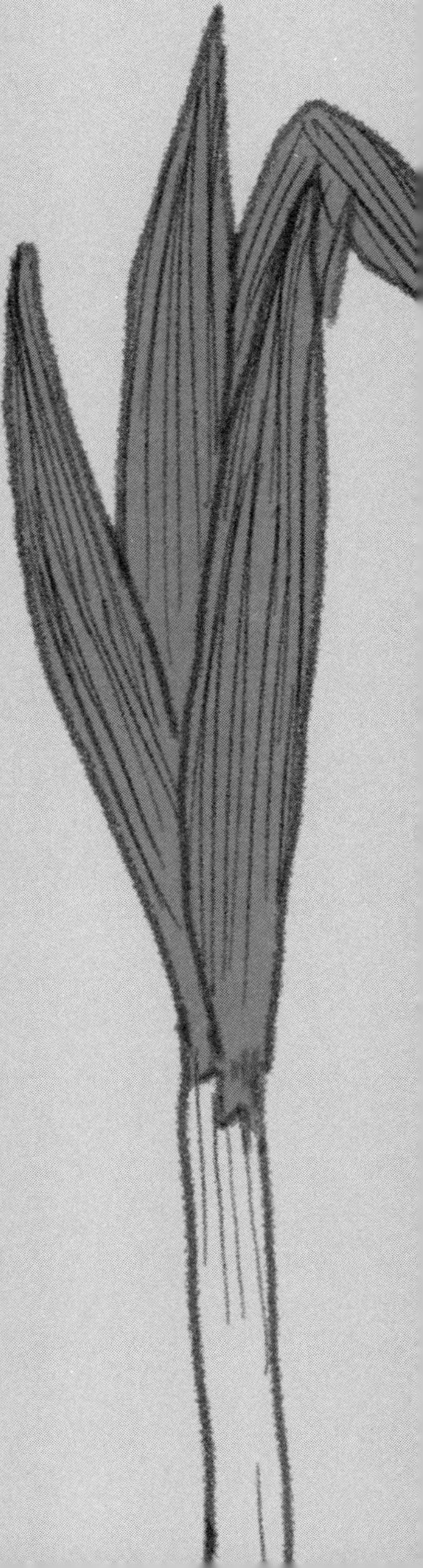

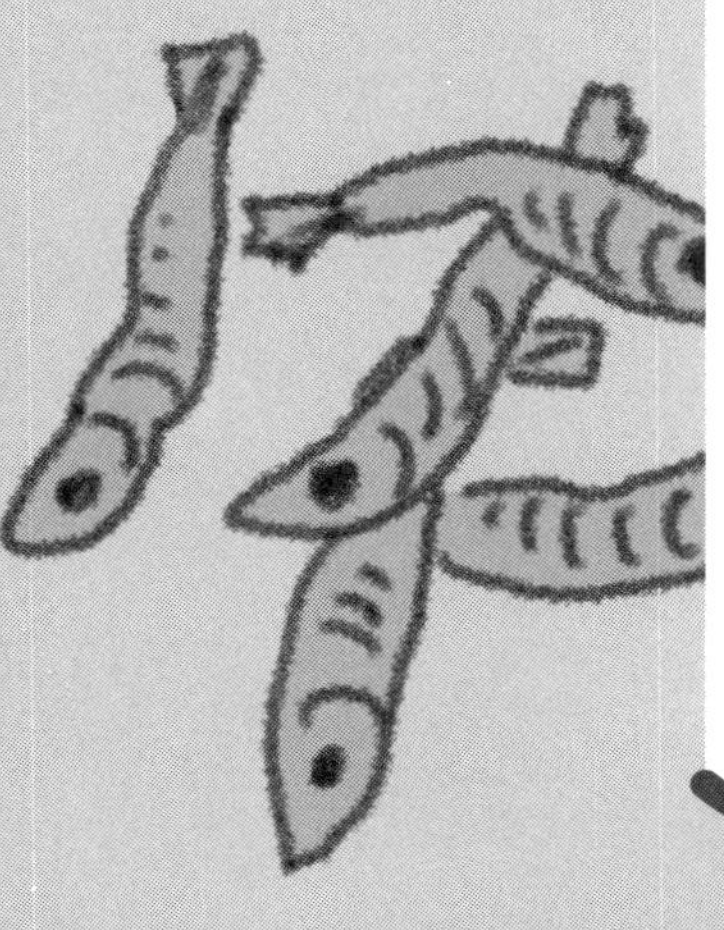

自然と寄り添い生きれば、病人にならない

♪愛をこめて 作ったね
豆腐ステーキ　ステキ～

お料理の後で今日もウクレレを弾きながら、ちょいと一曲。調子が外れちゃったりするとみんな笑って、私もクスッと照れ笑い。それから顔を見合って大笑い。笑いは元気の秘訣《ひけつ》。笑ったぶんだけ胃腸の調子も良くなって、ごはんも美味しくいただけます。

ここは、いのちと生活道を学ぶ健康料理教室。私の師である東城百合子先生が、生涯を尽くして伝え続けました。

「生きるとは生活すること。生活とは掃除、洗濯、料理です。料理はいのちをいただくこと。掃除、洗濯をすることで、自分の心もスッキリする」

これは東城先生の言葉です。

　先生は二十四歳の時に重い肺結核を患い、自然と寄り添い生きること、その真理を探究しながら、二年で病気を克服しました。そして自ら体験し多くの病人に伝えたいと自然療法の本が生まれました。

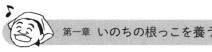

いのちあるものを手作りしていただくことが基本

　自然療法とは、自然の生命力に富んだものを取り入れて、部分だけでなく全体の体質を変えていくものです。

　忙しいからといって便利なファストフードやジャンクフード、バランスを欠いた食事ばかり摂っていたり、よく噛まず飲み込むように食べ続けたりしていると、不調をまねき、故障した機械のように修理が必要になります。そして病院のお世話になって修繕してもらうことになります。修繕だけでは回らなくなると、改善が必要になります。

体質を変えるにはまず食べもの。自然に合わせ、自然に添う心がなければ、食べるものは変わりません。体質というものは、根本の細胞の一つひとつが入れ替わることで変化していくのです。

いのちあるものを手作りしていただくことは生活の基本です。

何が自然か、何がほんとうか。食べものを選ぶのは自分でも、血液をつくり、体のすみずみへと回して、細胞の栄養にしてくれるのは自然の力なのです。

衝撃の宣告、癌の発覚と余命は一年!

東城先生と私の出会いは四十五年前にさかのぼります。

今ではヒマワリというあだ名がつくほど自他ともに認める楽天的な性格ですが、あの頃の私は暗かった。性格だけでなく、顔の色も真っ黒。

子宮癌《がん》を患っていたのです。

体調に異変を感じたのは、主人の赴任先であるブラジルで生活をしていた三十代半ばの頃。下腹部と足腰の焼かれるような痛み、異常な身体の冷えやだるさ、爪はボロボロはがれるようにめくれ出し、おまけに不正出血まで。

かねてからいくつかの病院で肝臓が悪いと診断されていたので、最初は肝臓が原因だと思っていました。けれども不正出血まで始まると、これはちょっとただ事ではないと思い、受診したら子宮癌が見つかったのです。しかもかなり進行していて、医師から告げられた余命はたった一年。雷に打たれたような衝撃でした。

幼い三人の子供がいるのに、いのちの残りがたったの一年だなんて。

そんな現実を素直に受け入れられるはずもなく、私は計四人のブラジル人医師に診てもらいました。それでも結果は同じ。

「ここはブラジルなんだから。ブラジルの医療は日本よりも遅れてるじゃない。全て誤診よ。日本に帰ったらもう一度検査すればいい。私は癌なんかじゃない！」

私は頭で医師達の診断を全否定しました。手術や投薬治療を受けるつもりはありませんでした。

ただ、四人目の医師はこれまでの医師とは違っていました。詳しくは次の章でお話ししますが、四人目の医師から紹介された玄米菜食中心の食事療法を学び始めることにしたのです。

大学時代に栄養学を専攻していた私にとって、同じ食の分野とはいっても東洋的な教えは新鮮でした。その道の大家の先生のノウハウを自分なりに学び、かなりストイックに実践しました。

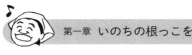

心の勉強もできる料理教室

日本へ帰って検査を受けた時、玄米菜食の甲斐あってか肝臓病のほうはすっかり治っていました。しかし、肝心の癌は居座ったまま。学生時代に七十二キロあった体重は三十八キロまで落ち、精神的にも追い詰められ、身も心もボロボロ。ブラジルで学んだ玄米菜食が唯一の生きる希望だったのです。

そこでさらに学びを進めようと、専門家の先生のもとで一週間のスクーリングを受講し、そこでフードコンサルタントの資格を取得したのです。

そんな折、友人から勧められたのが「あなたと健康社」でした。今度、新しく料理教室を立ち上げるにあたって講師を募集しているというのです。

「行ってみたら？　あそこは心の勉強ができるわよ」

と、友人。主宰者である東城百合子氏の名前は著書『家庭でできる自然療法』

を読んで知っていました。その道では名の知られた、噂ではとても厳しい人だとか。

これまでに料理教室の出張講師の経験もあるし、ブラジルで学んだ食事療法も生かせるかもしれない。

「心の勉強、それはきっと今の私に必要なものだ」

そんな直感が走り、私は友達の勧めにのってみることにしました。

東城百合子先生との出会い

「栄養士も調理士もフードコンサルタントの資格ももってるのね。料理もいろいろやっているわね」

面接当日、履歴書を眺める東城先生を見つめながら、どんなことを聞かれるんだろう？　とドキドキしながら待っていると、先生の口からまったく想定外の質問が飛び出しました。

「あんた、グズ？」

は？　グズ？　一瞬、聞き間違いかと思ったけれど、とっさに、

「いいえ、グズじゃありません」

そう返答したのです。

「じゃあ、うちに来ていいわよ」

面接は以上。ものの二分。しかも初対面の相手にいきなりグズ？　ときた。

「この人、今日からうちに来ることになったからね」

何が起こったのか現状を消化できぬままスタッフの人達に紹介され、

「この本、全部読んでおいてね」

と、数冊の本を手渡されました。

奇妙な面接の余韻が醒《さ》めやらぬなか、両手にのったその本の重さで、ようやく

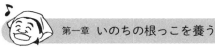

自分は即決採用となったことを理解したのです。

これが東城百合子先生と私の出会いでした。

いつのまにか消えていた末期癌

先生がいつも投げてくるのはストレートの剛速球。中途半端にキャッチしようものなら大ダメージを受けます。

「バカね！　あんた、ここでなにを勉強しているの？」

「あんた、もう料理教室やめれば！」

こんな感じ。噂にたがわぬ厳しさ。激しく叱られ、泣き過ぎて電車に乗れず、家までタクシーに乗って帰ることもありました。

それでも、尻尾を巻いて逃げ出そうなんて気持ちになったことはただの一度もないです。

さっぱりした気性の先生はネチネチと後を引くことはなく、こちらが理解し反省すると、「わかればいい」、「ハイ」、そこでおしまい。

「やめれば」という強い言葉を言ってもこの人は絶対にやめないだろうと、私を信じてくれていた上での叱咤《しった》激励。それに気づいてからは、どんなにこっぴどく叱られようと、叱られることがありがたかった。

料理教室で働き始めて十年が訪れた頃、私の癌は消えていました。

振り返れば、東城先生のもとで働き始めてからは毎日がもう無我夢中で、やがて自分が癌だということも忘れていたのです。

三十代半ばで余命一年だったはずが、四十代で癌とおサラバして、八十歳を越えた現在も病気知らずでぴんぴんしています。

基本の食器は「白」がいい

料理教室のスタートが近づいた頃のことです。調理器具や食器に関してのいっさいを任されていた私は、食器を買い足す必要があることに気づきました。

その日、ちょうど北海道の講演から東城先生が戻られたので、それを相談すると、

「いいわ、私が一緒に行ってあげるわよ」

と先生。

「え、でも、先ほど北海道から戻られたばかりで、お疲れでは？」

「行くわよ、ほら」

さっさと教室を後にする先生。私も慌てて後に続きました。

先生と二人で外出するのは初めてのことでした。緊張しながら少し後ろを歩い

ていると、足を運ぶその姿にちょっと違和感を覚えたのです。先生は足を引き摺《ず》りながら歩いていました。後で知ったのですが、先生は幼い頃から足が不自由だったのです。

ほぼ毎日のように顔を合わせているのに、私はそれすら気づくことができなかった。仕事と自分のことに精いっぱいで、周囲へ気を配る余裕を失っていたのかもしれません。

北海道から帰ってきた直後で、かなり疲労がたまっているのは誰の目にも明らかでした。それなのに先生はそんなことを口にも出さず、新人の私のために案内をかって出てくれた。いつもこっぴどく人を叱りつけるけれど、この人は自分自身のことも決して甘やかさない。

足を引き摺りながら、小田急線成城学園前駅の階段を、手摺りにすがるようにしてゆっくりと上がっていく先生。その背中を見ていたらなんだか泣きそうになりました。その時、心に決めたのです。

私、この先生に一生ついていこう、と。

「基本の食器は白がいいよ」

私の決意など知る由《よし》もなく、先生は食器選びのコツをいろいろ話してくれました。

「白はね、お料理が映えるでしょ」

こういう何気ないような言葉も宝物です。

この日、先生と選んだ真っ白い食器は四十年以上経った現在も、たいせつに使っています。

根っこを正せば病気はよくなる

教室へ来る生徒さんも、ほとんどの人が癌や白血病、膠原病《こうげんびょう》、鬱病《うつびょう》、過去にリストカットした人など、さまざまな病気や問題を抱えています。

最初は口数も少なく、この世の終わりのような形相で門を叩《たた》いてくる人も多いのですが、ここへ通ってくるうちに変わっていくのです。どんどん元気を取り戻し、私と同じように病気が治ったという人もたくさんいます。

まずは食事を含めた生活そのものを見直し、病気のもとをつくった根本から変えていく。

「出てきた病気という〝枝葉〟には必ず〝根〟がある。病気というのは生活の〝根〟が違うよと教えてくれているのです。たいせつなのは根っこ。まず身体をつくる根っこを育成すること」

東城先生はこのように話していました。

いのちの根っこ。その根っこがしっ

出て来た現象には必ず原因がある

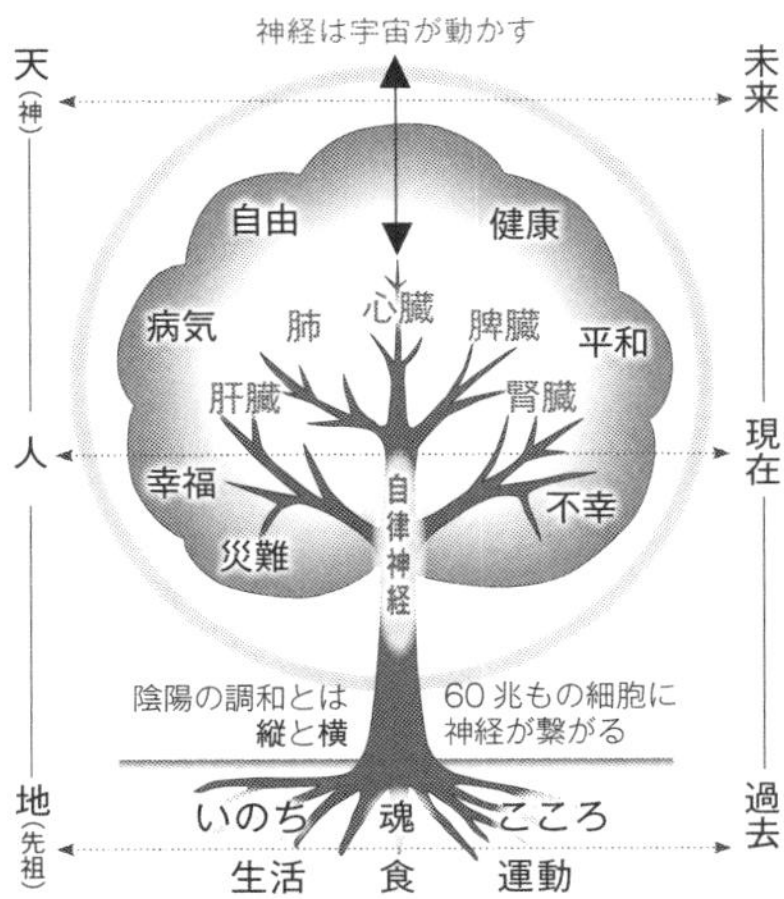

提供：あなたと健康社

かりしていれば丈夫な幹が育ち、枝葉もぐんぐん伸びていく。根っこがダメになれば枝葉は枯れ、最後は木そのものが倒れてしまう。

それなら根っこをしっかりさせるためにはどうすればいいのか。それは決して遠い世界の話ではないのです。まずは毎日の生活をきちんとコツコツやっていくこと。

朝はどのような起き方をしたか、何を食べたか。掃除や洗濯はきちんとできているか。人とどのように接したか。そういった日々の当たり前のようなことを判断して実行するのは自分の心に拠《よ》るものです。適当なことをして怠けていれば適当な根っこになり、真摯《しんし》に頑張っていれば傷みかけた根っこも再生できる。枝葉は心の状態の写し鏡といえるのかもしれません。

仕事や子育て、介護などの時間に追われて、思うようにできないこともあるでしょう。体調が悪い時には無理もできません。無理をしないでやれることをやれば良い。完ぺきな人はいませんから。

この教室では、大地に根を張り、空へ向かって枝葉を広げる樹木のように養い栄える生き方を学んでいきます。自然からの恵みをたいせつに生かし、身体も心もバランスよく生きるための料理教室なのです。

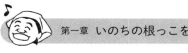

今の自分を変える勇気

「病気には罹《かか》っても、病人になっちゃいけない。病気だ、病気だと自分に言い聞かせて病気の世界にいるようじゃ、心が縮んじゃうよ。頼むからそれはやめて。もっと前向きに生きよう」

私、いつもそう思っているし、こんなふうに料理教室でも話します。

病気は治せばいい。自然療法で手当てをする、お医者さんに診てもらう、薬を飲むなどして。しかし病人というのは体だけでなく、心まで病む人のことを言います。体が病気になったからといって、心まで病むことはないのです。心は自分次第で前向きになれるのだから。

回を追うごとにどんどん明るく変わっていく生徒さんを見ていると、ほんとうに嬉しくなります。

埼玉からこの教室まで二時間半かけて、熱心に通ってくる女性がいます。御年七十歳。すごく苦労をした人で、親兄妹みんな身体を悪くして、彼女は中学、高校と身内の介護をしながら学校へ通っていました。

結婚後も、旦那さんが癌を発症し、また介護の日々。そして介護していた人すべてを天にお見送りして、ようやく自分の人生を歩み始められたはずが、なんと今度は彼女自身が倒れてしまったのです。脳梗塞《こうそく》と心筋梗塞のダブルで、命は助かったけれど彼女は車椅子の生活になってしまいました。

それでも懸命にリハビリを頑張って、ようやく自分の足で立てるようになった頃、彼女は、「このままではいけない」と何かを求めて、この教室へやって来たのです。肝臓も悪くして歩くのもやっと。ヨタヨタしながら二時間半かけてようやくたどり着いたそうです。

「どうしたの？　あなた、大丈夫？」

あまりにも弱々しい、暗くて黒い顔の彼女の姿を見て、スタッフも生徒もみんなびっくり。

その日は休みながら授業に参加してもらったのですが、授業が終わってから無事に家へ帰れるのか、みんな気が気ではありませんでした。ところがなんと、その翌週も彼女はヨタヨタしながらやって来たのです。なにか心に響くものがあったのでしょう。その翌週も、また次の週も、彼女はずっと教室へ通い続けました。

そして三、四か月が経った頃、嬉しそうにこう言ったのです。

「ヨネ先生、私、肝臓が治ったんです」

ほかの生徒達も自分のことのように喜んで、

「おめでとう！」「良かったね、良かったね」

と大拍手。

それから彼女はさらに良くなって、今はすっかり別人です。あのヨタヨタ苦しそうに教室までの階段を昇っていた人と、とても同一人物とは思えません。見た感じ、十五歳くらいは若返りましたよ。

「ここが一番、楽しい」

そう言って、ルンルン気分で足取りも軽やかに、今も教室へ通っています。

第二章

いのちは天が決める

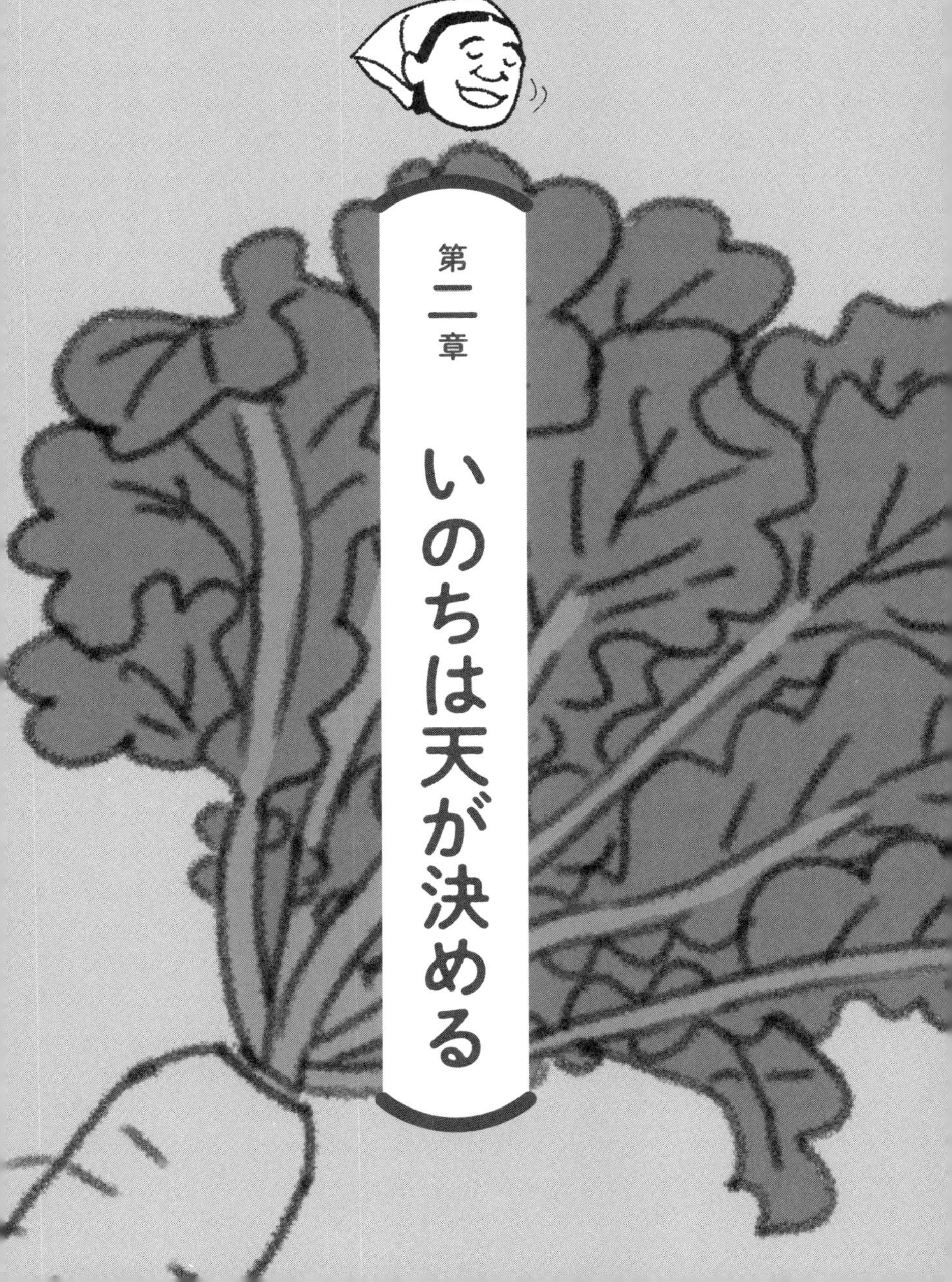

未熟児に生まれて、五歳で母を亡くす

私は昭和十七年に静岡の百姓の家に生まれました。生まれた時は未熟児で、田舎の山里なので近くに医者はいないし、当然、保育器などもなく、助かるかどうかわからないと言われたそうです。

母はまるで真綿にくるむようにして私を育てました。少しでも栄養を摂《と》らせようと、当時は貴重品だった白砂糖を米一俵と引き換えて、それで砂糖水をこしらえて私に飲ませていたようです。ほかにも牛乳よりも栄養と消化に優れているというヤギのお乳も飲まされていたらしく、母なりに精いっぱい、私のいのちを守ろうとしてくれたのです。危ないからといって、外遊びはほとんどさせてもらえませんでした。

そんな母は私が五歳の年に肺炎をこじらせ、帰らぬ人となってしまいました。

二歳の頃にすでに父はビルマ（現ミャンマー）で戦死していたので、両親ともに

亡くした私は祖母の手で育てられることになりました。

日本がまだ戦後の混乱から回復していなかった時代のことです。

「お米って、こんなに美味しいんだ！」

「うちでごはん食べればいいよ。百姓だから米はあるから」

祖母は実に太っ腹な人で、お腹をすかせた人を見るとそう言って、いつもごはんを食べさせていました。親戚達も祖母のもとへ身を寄せていたので我が家は大所帯。いつも賑《にぎ》やかでした。

砂糖水を飲みながら慎重に、過保護に育てられていた私は、母が亡くなってからは生活が一変しました。祖母によって革命がもたらされたのです。

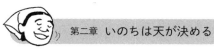

「お前は身体が弱くて、このままだと死ぬか生きるかわからん。自由にのびのびやれ」

そう言って、母の死後間もなく、自然のなかへほっぽり出してくれました。さっそく私は喜び勇んで、飛びはねながら川へ遊びに行きましたが、泳ぎ方なんてわかりっこありません。最初は何度も何度も浅いところで溺《おぼ》れかけました。

でもあの日、初めて顔をつけた川の水のなんてきれいだったこと。今も鮮明に覚えています。友達から「メダカを十匹飲めば泳げるようになるよ」と教えられ、真に受けて飲んでみたら、ほんとうにいつの間にか泳げるようになっていました。

川で泳ぎ、野山を駆け回り、祖母の言うようにのびのび自由に遊ぶようになった私は、もう未熟児だった頃の面影はなくなっていました。食事も以前は消化のよいおかゆみたいなものばかりだったのが、粒のあるごはんに変わり、

「お米ってこんなに美味しいものだったんだ！」

と感激しました。

おやつは縁側に置かれたザルに盛られた茹《ゆ》で豆をパパッと食べて、また日が暮

れるまで遊ぶ。

遊んで肥溜《こえだ》めに落ちたこともありました。畑の肥料にするため長期間発酵させて有害なものがなくなっているので臭くはないんです。そう思うと昔の田舎の野菜は問答無用のオーガニックだったのですね。

肥溜めから這《は》い上がり、服を着たまま川で泳いで帰って「落ちちゃった」なんて言っていました。

動物もあちこちにたくさんいて、犬や猫と走り回ったり、豚に乗ったり、カエルとおしゃべりしたり。山へ行くと帰りに狸《たぬき》がついて来ることもありました。

田舎の大自然のなかで私はどんどん逞《たくま》しくなっていったのです。

祖母から学んだ「与える喜び」

川辺で暮らしていた、今で言うホームレスの人達へ、祖母はよくおにぎりを握って届けていました。

私もちょこちょこ祖母の後ろについて行くと、おにぎりを受け取りながらみんな、「ありがとう、ありがとう」と、ものすごく喜んでくれるのです。あの光景は幼い頃の記憶として今もこの胸にあります。

困った人がいたら助けてあげなさい、という教えも祖母の背中から学びました。大学生の頃、毎週炊き出しのボランティア活動をしていたのですが、その原動力となったのは、幼い頃に見た祖母とホームレスの人達の笑顔だったのかもしれません。

食べることは生きること。いのちを輝かせること。食べるって、みんな無条件で嬉しいんですよね。

みんなが喜ぶ味噌汁

小学生の時、初めて自分で味噌汁を作ったのです。

うちと学校は五キロ以上も離れているのですが、その学校から帰る道すがら、「そろそろ畑仕事の大人達がお腹をすかせて帰ってくる時間だから、私、味噌汁を作っておこう」と、ふと思い立ったのです。

田舎にはまだガスなどなく、川に流れつく木を拾って炊事やお風呂に使っていた時代で、私はまず自分で火をおこして湯を沸かしました。そして、そこいらにあった煮干しを、具は畑からネギを調達。生まれて初めての味噌汁が完成しました。

「佐枝子、美味いぞ」

祖母を筆頭に大人達がものすごく喜んでくれて、

「私の作ったお味噌汁でこんなにもみんなが喜んでくれるんだ」

と、それはそれは感激したものです。

それから学校が終わると、毎日せっせと味噌汁をこしらえました。

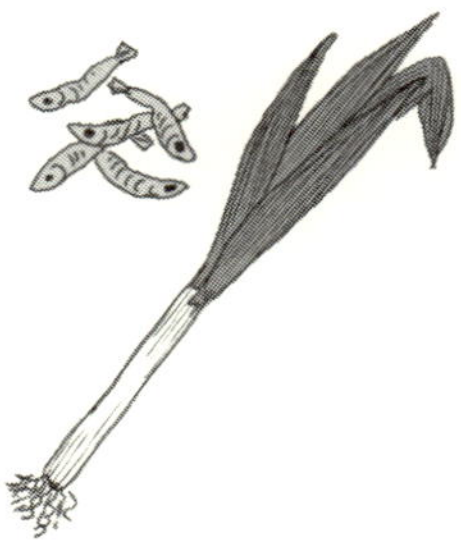

私にとっての食の原点

春の茶摘みの頃など人手が必要になると、村の人が協力し合って互いの畑を手伝いにいくのですが、毎年うちの畑にもたくさんの助っ人がやって来ました。

ひと仕事終えると、みんなで土間に座ってお茶の時間。そこへ私が蒸《ふ》かしたサツマイモをせっせと運んでいく。するとみんながわあっと笑顔になるんです。

贅沢《ぜいたく》なものでなくても、食べさせてあげたいと思う気持ち。それを「ありがとう」と美味しそうに食べてもらえたら、食べる人も、作った人も、運んだ人も、もうみんなが嬉しい。食べることを真ん中にして人と人がいのちを通わせていく。

そんな幼い頃の心象一つひとつが、私にとって食の原点なのです。

女ターザン、栄養士になる

学校は中学も高校も皆勤賞で、身体は痩せっぽっちだったけれど、私は病気知らずの野生児でした。ついたあだ名は女ターザン。そこへ至るまでの道のり、私の人生に第二の革命とも言える出来事が起こったのですが、こちらのほうは後の章でお話しするとして……。

母を早くに亡くした私は、将来医者になる夢を抱きました。

いやしかし、机に向かってガリガリ勉強するよりも、大自然で悠々自適に学んできた女ターザンですから。医学部のハードルは高く、

「丈夫な身体をつくるのはなにも医者だけの仕事ではない、毎日の食事がたいせつなんだ。それなら栄養士になろう」

と、相模《さがみ》女子大学の食物学科へ進学したのです。

田舎から上京して、初めて憧れのパフェを食べた時、こんなに美味しいものがあったのか！　と。嬉しくて嬉しくて、それから毎日がパフェ三昧《ざんまい》。結果、体重は七十三キロにまで増えて、スマートだった女ターザン時代とは別人のような体型になってしまいました。大学で学ぶ栄養学はベースが西洋医学ですから、玄米や自然食のたいせつさなどは教えてはくれなかったし、若気の至りとはいえ我な

がら無茶をやったものです。

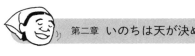

食生活の変化、そして身体の異変

大学卒業後は東條会館で和洋料理のコック修業をして、結婚後は三人の子宝に恵まれました。そして二十八歳の時に主人の転勤に伴って家族でブラジルに移り住むことになりました。

そこから私を思いもかけない世界へといざなっていくのです。

ブラジル生活が三年を過ぎた頃から貧血が続き、顔には汗が噴き出しているのに足だけは異常に冷えて、眠ることもできなくなった。日本とは全く気候風土の違う異国の地で、身体がなじめないのだろうと最初の頃はさほど大きな問題ではないと思っていました。

けれど、体重は減る一方で、時折、帯状疱疹《たいじょうほうしん》が出るようになり、爪が異様に弱くなって表面がめくれ上がってくるのです。

以前から肝臓が良くないと医者に言われていたので、原因は肝臓だと思っていました。しかしそのうち、下腹部に焼かれるような激痛が起こるようになり、不正出血まで始まりました。これはもうただ事ではないと検査を受けてみると、余命一年の子宮癌と宣告されたのです。

食事の力

玄米を中心とした食事療法を最初に教えてくれたのは、四人目のブラジル人医師でした。

一度目の癌という診断を納得できなかった私は、セカンドオピニオンを求めて次々と別の医者を訪ね歩きました。そして最後に出会った四人目のブラジル人医師が、その道ではたいへん高名な日本人医師のもとで玄米菜食を学び、実践していたのです。

「癌は食事だよ。肉は食べないほうがいい。乳製品もやめて、玄米と、できるだけ緑の濃い野菜を中心に食べなさい」

医者に肉がダメと言われたのは初めてでした。そもそもブラジルなんて肉メニューばかり。たいして好きでもない肉を、まあ肝臓には良いだろうと思って私は無理矢理食べていたのです。

ブラジルの人は日本人に比べてだいたいが老けて見えるのです。太陽の強い国なので、皮膚や髪の老化が早いのです。でもその先生に歳を聞くとなんと六十歳。こんなに若々しくシャンとした六十歳なんてブラジルでお目にかかったことはありません。これが玄米と野菜の力？

自然のなかで畑に転がって育ったようなものだから、野菜中心の食事になんら抵抗はなかったし、余命いくばくもないと死刑宣告を受けた身としては、もうやるしかない！　そう思い立った私は病院帰りのその足で、街の自然食の店へ行って、さっそく玄米を買い求めたのです。

肌が乾燥し、シミが現れ、生理が止まる、どうする？

しかし三人の子供を育てながらの食事療法はとても大変でした。相変わらず身体には激痛が走ることもあって、そんな時に一番下の子から「おかあちゃん、おかあちゃん」と甘えられても、抱っこすらしてあげられない。もどかしく、辛い苦しい日々でした。

やがて玄米菜食の成果なのか、少し身体が軽く感じられるようになっていきました。けれど希望が見えたと思ったら、また次なる試練が訪れます。気がつくと肌はカサカサに乾燥し、両頬には黒いシミが現れ、生理が止まってしまったのです。

その頃はジャングルのようなマットグロッソ州というところに住んでいたので、肌の乾燥やシミのほうは灼熱《しゃくねつ》の太陽のせいと自分を納得させることもできたけれど、よい食事をしているのに生理が止まるというのは謎でしかない。二か月から三か月、ある時は半年と間が空いてしまうこともありました。

私、何か間違っているんだろうか。

ふいにそんな不安がよぎることもありました。でも後戻りをするわけにはいきません。癌を治すためには徹底的にやるしかないのだから。

自然療法の学びを深める

トータルで十年に及ぶブラジルでの生活を終え、私たち家族は日本へ帰国しました。

さっそく聖マリアンナ医科大学病院で検査をすると、告げられた病名は、子宮癌。日本での検査結果はブラジルの医師達の診断が誤診ではなかったという証明でもありました。

「ああ、あれだけ食事療法をやったけど、まだ無理なのか」

そうは思ったけれど、検査の結果、肝臓病のほうは完璧に良くなっていたのです。玄米食の手応えみたいなものを感じた私は、さらに自然食というものの学びを深めることにしました。

自然医学の権威者である先生のところで一週間のスクーリングを受講し、フードコンサルタントの資格も取得しました。これは国家資格のような公的なものではないのですが、自然業界では専門家としてのお墨付きを得たようなものなのです。

完璧主義な性格も手伝って、私はさらに玄米菜食に邁進《まいしん》しました。

肉や魚、乳製品など動物性のものは一切排除し、食卓は豆やヒジキやコンブなど、黒いモノトーンのメニューばかり。家族からの評判もすこぶる悪く、四季折々の旬の味わいや、食の楽しみなどは我が家から消えていきました。顔のシミもさらに広がり、目の下にはクマ。それでも癌を撲滅《ぼくめつ》するにはこれしかない、これこそが正しいのだ！　と、何かに憑《つ》かれたように玄米菜食ばかりに執着していたのです。

そんな折に友人から、自然療法の権威である東城百合子氏の料理教室が講師を募集している、と聞かされたのです。

そして、あの「あんた、グズ？」の衝撃的な面接から始まった、先生と私の厳しくも過酷な、そして愛《いと》しく尊い日々へと続いていくのです。

「あんた、なんでそんな真っ黒けの顔してるの？」

先生にそう聞かれるたび答えに困って、

「私は南米にいたので日焼けなんです」

と、ごまかしていました。なぜかというと、私は自分が子宮癌であることを、東城先生にも家族にもずっと秘密にしていたのです。

「こんな真っ黒いものばかり、誰が喜ぶのよ！」

入社から数か月が経った頃、料理教室で教える献立の案を作るように指示が出されました。

私ははりきって一世一代の料理を作りました。今日まで必死になってやってきた私ならではの自然食メニューを披露できる、ついに評価されるべき時がきたのです。

身体の温まるものばかりを集めて考案したベジタリアンメニュー。最高の自信作。当然、東城先生の眼鏡に適《かな》うものと確信していました。ところが、

「こんな真っ黒いものばかり、誰が喜ぶのよ！」

私の献立を見た途端に先生が放った第一声がこれです。風船のように膨らんだ私の期待は、パチンと音をたてて一瞬ではじけました。

「こんなもの、あんたのうちの家族は美味しいって食べてるの？」

先生の問いにドキッとしました。おっしゃる通り、私の作る玄米菜食を家族が美味しいと言ったことなど一度もありません。玄米を主食に、きんぴら、ヒジキ、煮豆、そして味噌汁。肉や魚、卵はなし。いくら健康によいとはいえ、育ち盛りの子供が喜ぶはずがないのです。子供達からはジジババ食と呼ばれ、食事をめぐっては主人との仲もギクシャクしていたのです。

「いえ、美味しいとは言われません」

「バッカじゃない？」

「……」

「動物性のものは使わないの？」

「使いません」

「あんた、栄養のバランスを考えてない。卵を食べることも必要なのよ」

「え？　卵、使ってもいいんですか？」

「どうしていけないの？　出汁《だし》だってカツオ節を使えば煮物も美味しいのよ」

出汁はずっとコンブと椎茸《しいたけ》ばかりで、カツオ節は動物性のものだから頭から排除していたのです。

「真っ黒い顔してこんな真っ黒けでカチカチな料理ばかり作るから、そんなガリガリになるんじゃない」

なんて辛辣《しんらつ》な言葉。でも先生の言うことは的を射ていました。

「料理はね、心で作るのよ」

私の作った献立はどれも暗い地味な色をして、食欲をそそるものなど一品もありません。もはや私でさえ、美味しいと感じることがなかったのです。

癌を治そうと必死にやってきたけど、こんなどす黒い顔になって、生理も止まって、家族にまで辛い思いをさせて……私、やっぱりなにか間違っているんだ。

超自信作メニューを、見事にバッサリ先生に切り捨てられ、それまで頭のなかでぎゅっと固まっていた握りこぶしがふいにほころぶのを感じました。

一からやり直そう。この先生のもとで。子供の頃に畑仕事を終えた人達が美味しい美味しいと私の作ったお味噌汁を食べてくれた時のように、家族やここに来る人達みんなが美味しいと喜んでくれる健康な料理を作りたい。

黙ってただうつむくことしかできない私に向かって、先生は言いました。

「料理はね、心で作るのよ」

カチカチに凝り固まった私のストイックな食生活はこの日、終焉《しゅうえん》を迎えました。

東城先生からの最も強烈な一撃

東城先生の言葉は、毎度ズバッと心に刺さります。揺るぎない信念で向かってくるから、逆らう余地などありません。逆らいたいと思ったこともありません。

「なんで勝手に休むの！　あんた、それでも料理教室の講師？　そんな安易な料理教室だったら、もう今日限りやめちまいなさい!!　いいわね！　やめるのよ!!」

これは記憶の引き出しに残る最も強烈な一撃です。正月三が日に食材が手に入らず、私の独断で料理教室を休講にしたことが先生の逆鱗《げきりん》に触れたのです。

あの日の先生の憤慨ぶりといったら阿修羅《あしゅら》の如く。居合わせた二十人ほどのスタッフ達も先生の剣幕に凍り付いていたほどです。叱られることは予想していたけれど、ここまで言われるとは。仁王立ちの先生の前で私は小さくなって泣きじゃくるよりほかに、なすすべがありませんでした。

その日はもう人に料理を教えるどころではなく、調理実習指導の途中でも動揺を隠しきれず、目に涙が浮かび、生徒さんからも心配される始末。それほど私は打ちのめされていました。

授業が終わって、私は全身の勇気を振り絞って先生へ申し入れに行くことにしました。

「先生、すみません。叱る時は授業が終わってからにしてもらえますか」

そう言うと、

「バカーーッ！　なに寝言、言ってんの!!　そんな気の抜けたビールみたいなことしても効き目ないじゃないの！　どうかしてるんじゃない？　あんた子育てへ夕でしょ！」

火に油を注いでしまったようです。先生の怒りは最高潮に達し、またまた私は小さな子供のように涙をこぼし、教室を後にしました。

落ち着いてから、後から思ったんですが、お酒を飲まない先生が、気の抜けたビールなんてわかるんでしょうか？

「あんたのこだわりがダメ、それを捨てなさい」

混乱していました。どうしてあそこまで言われなくてはならないのだろう。自己判断で勝手に料理教室を休みにしたのはたしかに良くなかったけれど、材料が入らなかったのだからしょうがないじゃない。

「やめちまえ」だなんて、いくらなんでも先生……。私は一生、先生についていこうと決めたのに。

その時、ふと思い出したのです。この料理教室がスタートする少し前のことを。一緒に真っ白い食器を買った日の、駅の手摺りにすがりながら一歩一歩階段を昇っていく先生の小さな背中を。

先生ならどうしただろう。

先生なら、食材が入らなかったからといって教室を閉めたりはしなかっただろう。できないと思う前に、できることを前提に工夫しただろう。私はそれをしたか？　はなから頭で〝できない〟と決めつけてしまったのではないか？

できるか、できないかではない。やるか、やらないかなんだ。

独断で休講したことを責めたのではなく、先生は、このことを私に伝えようとしたんじゃないだろうか。

その翌日、私は先生に謝りに行きました。叱られた日から三日後のことです。

「へっ、来たじゃない」

そう言いながら、先生はちょっと嬉しそうでした。

「先生、私がいけなかったんです。材料がなくても、うどんや蕎麦《そば》を打とうと思えばできたのに。なぜそれをしないで安易に休んでしまったんだろう、と」

「あんたのこだわりがダメ、それを捨てなさい。わかったか」

「はい。わかりました」

「わかればいいのよ」

それ以上、先生は何も言いませんでした。

それから私は、生徒の前で涙を流しながら授業をすることは二度とありませんでした。

「いのちは天が決めるのよ。あんたが決めるんじゃない」

そしてもう一つ。

私の心の引き出しに、人生を大きく変えてくれた、かけがえのない言葉があります。病を超えて今を生きているのも、あの時の先生の言葉があったからこそ——。

あれは私が料理教室の講師を始めて三年目のことでした。暮れも押し迫った師走、教室で一人の生徒さんがバタン！ と目の前で倒れたのです。

その生徒さんは直腸癌で人工肛門をつけていました。入院中、同じ病を患っている人が次々亡くなっていくのを横目に、彼女は「次は自分の番だ」と、まるで死の順番を待つかのように生きていたのです。

もう自分は助からないから少しでも良いことをしよう、家族にたくさん美味しい手料理を作って食べさせてあげよう、と思い詰め、手術後すぐにこの教室へやって来たのです。最後に人の役に立ちたいという思いから、点字のボランティア活動もしていました。生真面目で気を抜くことができず、ギリギリの状態で頑張っていたのです。

そんな彼女が年末の慌ただしい時に突然、倒れた。私はびっくりしてすぐにマッサージを施し、ほどなく意識の戻った彼女を東城先生のもとへ連れて行きました。

そこで先生は彼女の肩をポンと叩いて、こう言ったのです。

「あんた、なに突っ張っているのよ。頑張らなくてもいいのよ」

（えっ？　頑張らなくていい？　頑張らなかったら病気に負けてしまうんじゃないの？）

みんなには未だ隠し通したままだけれど、私も子宮に癌をもつ身。他人事ではありません。先生は彼女へ向かって言葉を続けました。

「いのちは天が決めるのよ。あんたが決めるんじゃない。天に任せておけばいいの。突っ張り、やめなさいよ」

ハッとしました。自分に対して言われたわけではないけれど、私も突っ張りのおヨネだったから。スッと胸に入ってきたのです。

自分で決められるのは、「今この瞬間」だけ

これまで自分の病気のことは誰にも話さず、自分一人で治すと決めていた。死ぬのも生きるのも私が決めるつもりでいた。私が私が、と我を強くして自分を縛っていた。そうなのか、私じゃないんだ。いのちは私ではなく、天が決めるのか――。

カチャリと音をたてて何か箍《たが》が外れた気がしました。

言われてみれば自分の心臓は自分で勝手に動かしたり止めたりすることはできない。こうして今、生きているということは生かされているということ。私には

もっとこの世でやるべきことがあるということ。ジタバタしても最期は自分で決められない。自分で決められるのは今。今のこの瞬間だけなんだ。できることを今、一所懸命やったら、あとは天に任せておけばいいんだ。癌なんかに縛られて、くよくよしてる時間がもったいない。バカバカしい！

いのちは天が決める——この先生の言葉は、まるで天からの啓示のように私の考えを一変させました。なにがなんでも自分の力で癌を治そうというとらわれから解放され、私は自由を取り戻したのです。

心に余裕が生まれ、食事も美味しくなり、今まで自分で癌を治すためにやってきた玄米自然食を、心の糧《かて》として楽しむようになりました。

〝せっかく〟癌になったのだから、それを今度は人のために生かしていけるはずだ、と。

天に任せたら、癌が消滅した！

四十代後半になって、保険審査の関係で人間ドックを受けることになりました。検査結果は及第点。何一つ引っかかるところがなかったのです。つまり私の身体は、どこも悪いところがないという診断でした。

あれ？　私、癌じゃなかったっけ？

もうその頃はほとんど自分の病気を深刻に悩むこともなくなっていました。頭のなかは料理教室のことでいっぱいで、癌なんて入り込む隙間《すきま》などなかったのです。

十年前にブラジルで癌が見つかり、余命を宣告され、乱気流に突入したような日々。身体の痛みと心の痛みに苦しみあえぎながら、灼熱の国で必死に玄米ばかり食べていた、あの頃。

思い返せば、もしもあの時に玄米食を勧めてくれたブラジル人の医師に出会わなかったら、私の命はブラジルで尽きていたかもしれない。

食のバランスにこだわっていたつもりがこだわり過ぎて、バランスを崩し、それでも自分で治さなければと思い詰めていた頃、東城先生と出会った。それから身体の弱かった私を自由に育て、健康にしてくれた故郷の祖母。そばにいてくれた家族、友達や料理教室の仲間達。

人生に関わってくれたみんなへの思いがこみあげて、このめぐり逢いの縁にはただもう感謝しかない。

思いをきちんと伝えるために、私は自分がかつて癌であったことを公表することにしました。たいがいみんなびっくりしていましたけれど、どうやら東城先生にはお見通しだったようです。先生はこう言いました。

「やっぱりね。あんた、入ってきた頃、顔が真っ黒だったもの。あの顔の黒さは異常だったわよ」

科学的な治療はしていないので、どのタイミングで癌が消滅したのかはわかりません。いつ治ったのかは神のみぞ知る……ですが、心当たりがあるとすれば、天に任せておけばいい――私の心を貫いたこの言葉と出会い、癌へのとらわれから解放された時が一つのターニングポイントだったように思います。

負けてたまるか！　とイキがっていた気持ちが、勝ち負けなんてもうどうでもよくなって、今、目の前にあるやるべきことに夢中になれた。心がうんと軽くなり、心が楽になったら身体も楽になって、私はぐんぐん元気を取り戻せたのです。

本気で叱ってもらえたことの幸せ

東城先生に「バカ！」と雷を落とされたことは数知れず。いつしか先生からバカと言われないと寂しくなるぐらい、バカバカと言われてきました。

でも理不尽だと感じたり、恨みがましく思ったことは全くありません。なぜなら、先生の言う「バカ」には愛があったからです。

昨今は上司が部下に対して強い口調でものを言うと、パワハラだと非難されることもあるようですが、先生から飛んでくる「バカ！」はパワハラとは似ても似つかぬもの。相手への愛と信頼あればこその真心の一撃なのです。

叱るほうも大変なのに、気づかせるために叱ってくれる。ぐだぐだ説教を垂れるのではなく、明快で、そのものズバリ核心を突いてくる。相手がわかってくれたと思えばもうそれで良し。従わせるために叱るのではなく、相手を成長に導くために叱る。叱られた側は反省し、修正していくたびごとに、また一つ気づき、成長の階段を一段、昇ることができる。

先生は決して偉ぶったりせず、上からの目線で人を見下すようなことはありませんでした。言葉が厳しいので誤解される時もあります。でもたいせつなのはその厳しさをどう受け止めるかということ。

同じミスをしても叱られなかった人もいます。打たれても自力で立ち上がれる人と、ほんとうに潰《つぶ》れてしまう人、先生はそこをきちんと見極めて判断されていたのでしょう。本気で叱ってもらえた私はつくづく幸せ者です。未熟な私に「あんた、しっかりやっていきなさいよ」という応援がこめられていたと思うのです。最初の頃は叱られるたびにめそめそ泣いていたけれど、だんだんと叱られることが嬉しくなっていきました。

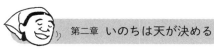

ウシとウマは相性がいい？

東城先生のお話が長引いて、調理の時間が一時間しかなくなってしまうこともありました。私は東城先生に一時間でやれと言われたらそうするし、料理を百人前作れと言われたら作ります。四十五年間、どんな難問を出されても「はい、わかりました」としか言わなかった。やる前から「無理だろうな」と思う癖はとうに手放していました。人間は「やろう」と思ったことはできるのです。

こんな言葉をくださったこともありました。

「午年《うま》のあんたが走り回るから、丑年《うし》の私はどっしりしていればいい。あんたとはウマが合うのよ」

それからこんなことも。

「石橋を叩かずに歩き始めるところがあんたのいいところよ」

叩いて渡るどころか、ダーッと行ってぽちゃんと落ちたら泳げばいいのよと思うこの性格、自分では欠点かもしれないなと思っていたので、そう言ってもらえた時は嬉しかったですね。

東城先生との最後の約束

今でも耳を澄ますと、時の走馬灯の彼方から先生の「バカ！」が聞こえてくる気がして、胸の奥からあたたかいものがこみ上げてきます。あんなに素晴らしい人はもう現れないかもしれません。

亡くなられる前も、先生らしく実に明快で、胸に沁《し》みる直球を私に投げてきました。私の手をいきなり握って、

「あんたよ、あんたがやるのよ」

三度、そう言われたのです。私はちょっと驚いて、戸惑いながらも答えました。

「わかった、先生、やるよ」

これが先生と私の最後の会話になりました。

二〇二〇年二月、我が師、東城百合子先生は九十四年の天寿を全《まっと》うしました。

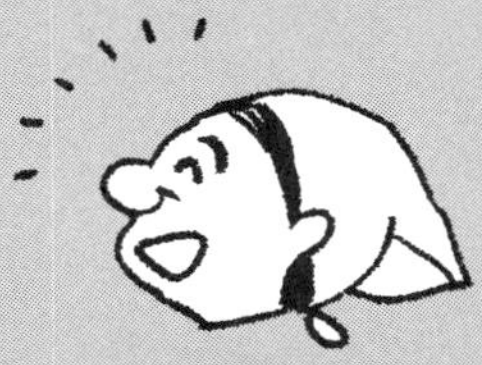

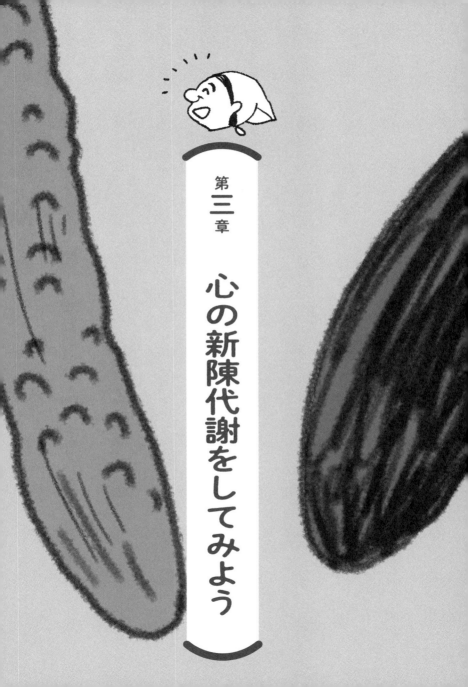

第三章

心の新陳代謝をしてみよう

心をぱっと開けば気持ちが楽になる

「気楽という言葉があるけど、知ってる?」

生徒さんにそう尋ねると、みんな、もちろん「知っている」と答えます。そして次に、

「じゃ気楽に生きてる?」

と聞くとほぼ全員の答えがノー。

人間、大なり小なり心と身体に何か課題を持っています。十人いたら十人とも、何か心にあるでしょう。ここへ来るおよそ八割の生徒さんは病気を患っています。それ以外の人も、何らかの悩みをもっています。

自然療法を実践し始めると、日が浅くても症状が和らいでいく人や、病気が治ってしまう人がいます。その一方で、なかなか良くならない人もいる。両者の違いの大きな要因は、心です。自分は具合が悪い、これ以上もう治ることはないと

思っていれば、いくら良いことを取り入れても入っていきません。

「オープン・ザ・ドアよ。心をぱっと開けば気持ちが楽になる。それが気楽っていうことよ」

授業ではまず、そういう話をします。

「あなた、なに悩んでるの？」

「そんな暗い顔してどうしたの？」

などと聞くと、みんな最初は口ごもってしまいます。

「言ったほうが楽よ」

病気も生活環境も家庭事情も人それぞれですが、私に促され、ポツリ、ポツリとみんな少しずつ自分の悩みや病気のことを話し始めます。そこで私の口から、

「あなたは乳癌よね、あなたは直腸癌、あなたはアトピーで、あなたは鬱病、あなたは……」

と、すべてクラス全員の前でハッキリ暴露してしまうのです。

ここからがほんとうの始まり。わざわざここへやって来たのに、隠していては

前に進めません。かつて自分の病気を内緒にしていた私が言うのもおかしいけれど、いえ、隠していたからこそわかるのです。黙って一人で抱えていたっていいことなんてなにもない、と。

"話す"は"放す"

私が遠慮なくポンポン言うものだから、最初はびっくりして戸惑う人もいます。自分から「私も同じ！」と手をあげる人もいます。孤独に闘ってきた人、悩んできた人、家庭で気丈にふるまいながら心が折れてしまった人、必ず完治させると意気込んでいる人もいれば、病に絶望している人もいる。愛別離苦《あいべつりく》の痛みを抱いている人もいるでしょう。みんなそれぞれ事情は違います。それでも心を開いて分かち合えば、共感できることはあるはず。これまで抱え続けてきた重い荷物をここでおろして「自分一人じゃないんだ」と、両手を拡げてみたらいい。同じ病気の人と出会えたらなおのこと。

「私だけじゃなくて、あなたもそう？」

そんなふうに、どこかほっとできるのです。そこが大事なのです。その、ほっとする気持ちが。

まず苦しい胸の内を言葉にして出すことです。言ったぶん、気持ちが楽になるから。〝話す〟というのは〝放す〟こと。解き放つことです。

世界に何十億もの人がいる中で、同じ時代、同じ国に生まれて、同じ場所で同じ時間を共有できる人というのは、ほんの一握り。出会える人というのはそれだけで、ものすごい縁だと思うのです。

ここで出会った人達は、週に一度、一緒に料理を作って同じ釜の飯を食べる仲間。いつしか強い絆が生まれ、何十年と友情を育んでいる人達もいます。そういう相手は決してお金で買うことなどできません。人生の宝です。東城先生の言葉を拝借すれば、この料理教室は生徒さんみんなの故郷です。

「時間がある人は、おしゃべりしにコーヒー飲んでいきなさいよ」

授業が終わってから、いつもみんなにそう声掛けをします。

一杯のコーヒーでリラックスしながら、教室で話す以上にざっくばらんに話せることがあるのです。

しゃべることでストレスは半減する

生徒さんのなかには、

「孤独が好きなので人と仲良くできません」

と言ってくる人もいます。友達もいないし、食事も家族とは別で、自室に運んで一人ポツンといただくのだとか。

そういう人には、

「孤独が好きなら孤独になっておきなさい」

と言います。皮肉ではありません。無理強いしないということです。それでも調理の後、みんなでお昼ごはんを食べていると、孤独が好きなはずのその人が、同じテーブルの人と実に楽しそうにおしゃべりしているのです。ほんとうは寂しかったのでしょう。そういう人は毎週、休まずに通って来るようになります。

ここには突っ張りが解きほぐれてしまう空気が流れています。そうでなければ病気なんて良くなりません。話すことで〝気〟の交流も生まれます。縁あって出会った者同士、心の壁を脇に除けて、何でも言い合えばいい。

しゃべることでストレスは半減するといわれています。だから黙っているのはだめ。「私、辛いの」って声に出してしまえばいい。

誰しもが、どこかに信頼して話せる友達を見つけることです。誹謗中傷《ひぼうちゅうしょう》や人を傷つけることをむやみに話すのはいけないけれど、愚痴でも何でも自分の悩み

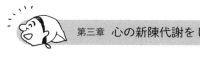

を口に出すのは悪いことではないし、恥ずかしいことでもない。

心を閉ざして一人苦しんでいても堂々めぐり。あまり辛い気持ちを抱え込んでいると身体にもよくないです。

ヨネ流「心に新しい風を取り入れる法」

パワハラに苦しみ、上司への恨みがましい感情を持ち続けていた女性から相談を受けたことがあります。

「あなたにパワハラをした相手はそのことを憶《おぼ》えていると思う？　あなたは一人で何年も抱えているけど、あっちなんてとっくに忘れてるわよ」

そう言うと、当の彼女も「そりゃそうだ」と。

理不尽なことを言ってくる相手は、ドテカボチャかボケナスと思って受け流しておけばいい。ボケナスのために苦しんで、過ぎた昔を引っ張り出してあれこれ考えるのは、時間の無駄です。今回の彼女は、人に話すことで、恨みに執着することのバカバカしさに気づいたのです。

心の傷は一朝一夕に癒えるものではないでしょう。程度の差はあるし、ケースによっては法的なことや、専門家の手が必要な場面もあります。でもいったん、信頼できる人に聞いてもらうことで、凝り固まっていたものが少しずつ崩れていって、心に新しい風を取り入れることができるのです。

恨みの感情は自分自身をも傷つけます。態度に表さなくても、思っているだけで身体に影響は出てきます。思い切って人に話して、そこで辛かった思いを流し、良いことをどんどん入れて恨み心を追い出してしまいましょう。

もしもその時、話せる相手が誰も見つからなかったら、その日は問題をひとまず横へ置いて寝てしまうこと。いつまでも握りしめていないで、ぐっすり眠れば気持ちも変わる。ひとまず寝よう、そう自分に言い聞かせて。

泣きたい時は泣けばいい。笑いたい時は笑えばいい

「私、一人で生きていきます」

そう言って、秩父《ちちぶ》（埼玉県）の山奥に引っ越した女性がいました。

「人間関係の煩わしいことが嫌なんです。もう教室にも来ません」

と、小屋と畑を借りて秩父に移住したのです。

それから二か月が経った頃、彼女から教室の私宛てに電話がきて、

「ヨネ先生、ちょっと話が……」

と言うのです。

「教室へ来ればいいいじゃない」

と言っても、

「いやちょっと……」

それならば、と外で待ち合わせをしました。

「ねえ、寂しくなって人としゃべりたくなったんじゃないの？　だから私を呼び出したんでしょう。生活は楽しい？」

そう聞いても彼女は黙ったまま。

「あなた、眼鏡をかけているけど、その眼鏡だって誰かが作ってくれているから不便なく見えているのよね。そういう意味でも人は一人では生きられないわよ」

と言ったら、

「でも頑張ります」

と言って山へ帰って行ったの。そして半年後、また出てきました。

「あなたねえ、ほんとうは一人でめそめそしていたんじゃないの？　寂しい時はちゃんと寂しいと言うの。泣きたくなったら泣けばいいし、笑いたかったら笑えばいいのよ。山の仙人ではないし、どうして人と会わないの？　会って顔を見るだけでもたいせつなことだと思うよ、こう、電波みたいなものがビビっとくるのよ」

いろいろな話をしたと思いますが、やはり彼女からは特別なことはなにも言いませんでした。

それでこの人はどうなったかというと、その後、インドへ渡ってお坊さんになりました。帰国した際には、私をたずねて料理教室へ来ます。まあ、なかにはそういう生き方もあるということです。

真夜中の電話「今から死にます」

突然、真夜中に私の携帯電話が鳴りました。かけてきたのは教室の生徒さんで、

なんと、

「今から死にます」

と、言うのです。もうびっくりしてね、

「ちょっと待ってよ！　今、夜中だよね？　悪いけど一日待ってよ。最期が私とのこんな電話なんてすごく嫌だわ。死ぬっていうなら止めたりしないけど今晩だけはやめてくれない？　それで明日、必ず会いに来て」

とりあえずそう言って、彼女に明日、教室へ来ることを約束させたのです。

翌日、教室へやって来た彼女は、自分がどれだけ辛いのか胸の内を延々と語り始めました。

「もし私があなただったら、そんな気持ちにもなるかもね」

と共感しながら、自分のこれまでの体験を話すと、

「先生もそんな辛いことあったんだ。私も自分のこと全部話せたから、もう死ぬ気がなくなっちゃった」

そう言って、彼女は笑いました。

私自身も癌が発覚してしばらくは自暴自棄に陥って、むちゃ食いや深酒をしたこともあったし、どうせそんなに先は長くないんだからと心に闇をまとう時もありました。でも天に任せようと決めたあの頃から、気持ちが軽くなって、反対に自分の身体をいたわろうという余裕ができた。そして心が変わって、行動が変わった。そういう紆余曲折《うよきょくせつ》を経た体験があるから、相談してくる人の痛みもわかってあげられる。

ほんとうに命を絶つ気だったら、わざわざ私に電話をかけてはこないでしょう。彼女はただ聞いてほしかったのです。心の声を。

あなたはその病気を通してなにを学びたい？

「死ぬだの生きるだのっていう人は私のところによこして。あとは、あんたがやるのよ」

東城先生はそう言って、生徒さん個人の相談事はだいたい私に任せていました。

そういえば田舎の祖母もよく人の相談にのっていました。姉さん、姉さんと、しょっちゅう村の誰かがやってきて身の上話を始めるのです。祖母はうなずきながら親身になって相手の話を聞き、私はお茶を出す係。子供の私は祖母の脇で聞くともなしに大人達の悩み相談を耳にしたものです。

教室で「ヨネ先生、聞いて」と生徒さんから言われると、あの当時の祖母のことを思い出します。

「いいよ、なんでも話してごらん。そこに座って」

講師になったばかりの頃は、ただここの教えだけを伝えていたのが、今はその人その人に合った寄り添い方で本気のアドバイスができるようになったかな。

生徒さんとよく話すのは、皆、目的を持とうということ。

ではその目的は何か？　聞けばほとんどの人が「病気を治したい」と言います。

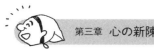

私はみんなへ、こう付け足します。

「病気治しのことばかり頭にあったら、おもしろくもなんともないじゃない。あなたはその病気を通してなにを学びたい？」

鬱でもできることがきっとある

「私、鬱病でなにもできなくなっちゃった。ご飯も炊けない」

彼女は教室に来てもボーッとしていることの多い生徒さんで、思いつめたように、そう私に打ち明けてきました。

「そっか、じゃあ今日は味噌汁だけでも作ってみようか」

何もできないと言いながら、一緒に作ってみたら味噌汁はできたのです。でも

「おかずはできない」と。

「じゃあ帰りに鮭《さけ》でも買っていったら？　鮭なら焼くだけで食べられるから」

「買いものもできないです。ごはんは主人が毎朝炊いてくれるので、あると思うけど」

「じゃあ味噌汁だけでもいいから」

そして家に帰った彼女は、頑張ってお味噌汁を作って食卓に出すと、ご主人も二人の息子さんも大喜びだったそうです。

「ごはんはスイッチポンでできるじゃない。次は思い切ってやってみようよ！」

そんなふうに励ましながら少しずつできることを増やして、彼女が来るたびにシンプルな献立を考えて、彼女にアドバイスしました。

「今日はサンマを買って焼いてみよう。それだけでいいから」

「茹でるのはダメだけれど、焼くことはできるようになってきました」

こんな感じです。

鬱が重くて何も手につかないような日もあるけれど、彼女は家族のためにも前

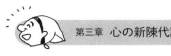

へ向かって進もうとしていました。

誰かを思う気持ちがその人を変える

そんなある日のこと。結婚してアメリカへ渡った元クラスメイトのAさんという女性から鬱の彼女へ知らせがあり、帰国直後に体調を悪くしてホテルで寝込んでいるというのです。

「先生、Aさんがホテルで寝込んでいるっていうの。かわいそうだからなんとか

私、助けてあげたい」

「助けてあげたら」

「なにをしたらいい?」

「手当てとおにぎり持ってったら」

「玄米を炊いて、おにぎりにしてもって行く」

「ぜひ、そうしてあげて！　それと熱いお湯の入ったポットに熱したこんにゃくを入れて、それも持って行くのよ！」

これはうちで実践している手当法で、こんにゃく温湿布で身体を温めるためのものです。

彼女は玄米のおにぎりとこんにゃくポットを持って、Aさんの宿泊するホテルへ向かいました。鬱だから何もできないと言っていた頃の彼女とはもはや別人です。

Aさんはものすごく喜んでくれたそうで、

「先生、嬉しいね。こうして喜んでくれる人がいるって、いいね」

彼女もほんとうに嬉しそうにそう言って、それから毎日、ホテルで寝ているAさんのもとへ手当て（こんにゃく温湿布）と玄米おにぎりを届けに行ったのです。

次第にAさんの体調も回復し、アメリカへ帰る日が近づいてきました。まだ人

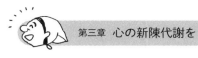

混みなどに出て無理をさせてはいけないからと、彼女はAさんに代わってアメリカへ持って帰るお土産の買い物を引き受けました。少し前までは晩のおかずの鮭さえ買って帰れなかった彼女が、自分からそれを申し出たというのです。Aさんは素直に彼女の気持ちを受け取り、心から感謝して無事にアメリカへ帰って行きました。

「ねえ、あなた鬱病って言ってたけど、どっかいっちゃったね、その鬱」

「ほんとだ」

そう言って彼女は明るく笑っていました。

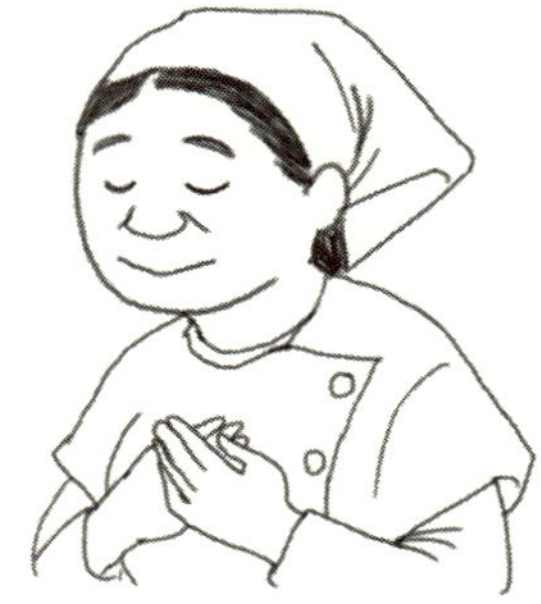

〝この人のために〟と純粋に願うと、思いもかけない力が湧いてくることがあるものです。

誰かのために一所懸命になることで人は変われる。自分のことだけにとらわれていたら病気は治りません。人が喜んでくれることで自分も嬉しくなる、その喜びが心と身体をも良くしてくれるのです。見返りなど求めず、困っている人がいたら手を差し出す。その人のために尽くす。それが徳積、徳を積むということです。

おにぎりが一つしかなかったら二つに割って分かち合う。そうすると、もっと美味しくなる。分かち合う精神は人間に必要なものです。「私にはなにもできません」という人がいますが、祈ることくらいは誰にでもできるでしょう。

神話の時代から受け継がれてきたように、日本人は遺伝子のなかに互いに助け合う気持ちが入っています。自分の身体のなかもそれは同様で、どこか悪くても他がフォローします。胃が悪ければ腸が助けてくれる。臓器を三つ取った人がいますが、他の臓器が助け合って元気に生きている。これは社会全体を見回してみても同じことなのです。

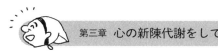

笑う門には福来る——一番効く抗癌剤

「一番の抗癌剤は笑うこと」

これは落語家で、年に一度、「笑いは最高の抗がん剤」等をテーマに、いのちの落語講演を行っている樋口強さんの言葉です。彼は私の「ガン友」でもあります。私も同じ考えで、とにかく笑うことがたいせつ。笑えば横隔膜が動いて循環が良くなります。そして細胞が開くのです。細胞が閉じてしまうような、くよくよ悩むことをやっていたってしょうがない。

「皆さんは箸が転んで笑うようなお歳ではないと思いますので……マンガで笑ってもいいし、お笑いを見てもいいし。とにかくゲラゲラ笑いなさいね。ちっちゃいことでもいいんだよ。笑えば細胞が喜ぶよ。そうして細胞が元気になれば病気も良くなっていく。病気なんかどっか行っちゃうよ」

「治らない病気なんかない。きっと治っていく。あなた次第よ、笑って」

こういう真面目な話をするんですけど、その後で時々私の一人漫才みたいな言葉が飛び出して、教室が爆笑の渦になることも。みんなの笑ってる顔を見るとこっちも嬉しくなっちゃうから、本気でバカみたいなことを言ってみんなで笑うんです。

笑顔を見て嫌な気持ちになる人はいないでしょう。自分が笑うと、相手も嬉しくなるのです。仏教用語で笑顔のことを〝和顔施《わがんせ》〟というのだけれど、笑顔は他人に対しても自分に対しても良いことをしているのです。しかもタダでね。

病気をもつ生徒さんを見ていても「あの人はよく笑うから大丈夫だな」と感じます。厳しい顔をして眉間《みけん》にシワを寄せたって何もよくならない。辛いことや嫌なことは心のなかに溜めていないで、友達と喫茶店でバカ話でもして、大いに笑って、出し切ってしまえばいい。眉間のシワはのばしましょう。

笑う門には福来《きた》る。しかめつらしてないで、〝アホ〟になりましょう。

笑えばお腹もすくし、身体も元気になっていくのです。

身体も心も新陳代謝できる

病気の人はとくに、最初にマイナスを考えがちです。

男性の生徒さんで一人、腎臓の透析を始めた人がいました。

「僕、もう一生このままなんでしょうかね」

弱々しい声で言う彼に私はこう伝えました。

「そんなことはないわよ。人間の身体は絶対に変わる。まずは生活をきちんとして、身体がほんとうに喜ぶものを食べたら、きっと細胞が元気になって透析もなくなるよ。まず気持ちを前向きにいこう」

しばらく経ってから彼から嬉しい報告がありました。透析が必要ないほど腎臓が回復したというのです。玄米と野菜と少しのお魚でしっかり頑張ってきた成果です。

「それからヨネ先生の、あの言葉のおかげだよ」

そう言ってくれました。

気持ちを前向きに。希望をもつことはほんとうにたいせつです。何ごとも諦めないで生きること。そして必ず目標と希望をもって、それに向かって歩くこと。遅いということは全くなくて、今からでも自分は何をしたいのか、どうなりたいのかをよく考えて前に進まなければ、もったいないです。

マイナスをプラスに変えて、プラスを連鎖させていく。細胞はいつも入れ替わっている。昨日の細胞はもう今日の細胞とは違う。昨日の自分と今日の自分は違うし、明日も違う。

水蒸気が昇って雨になる。山があるから水が流れ、その水で私達は生きている。自然の循環です。身体の中でも古い細胞が剥がれて流れ、新しい細胞が生まれる。古い細胞は垢《あか》だから、それはお風呂場で水に流してしまえばいい。そうすれば新しい細胞がまた生まれてきます。お風呂場は古い細胞との別れの場。

心も身体もそうやって新陳代謝できるのです。

生徒さん達にいつも言うんです。

「それぞれ、いろいろあるよね。でも昨日までのことはもういいじゃない。私達は常に生まれ変わってる。過去はどうだっていいの。今からよ」

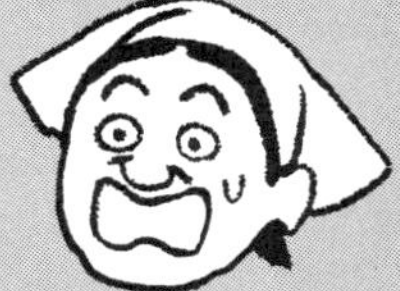

第四章 食

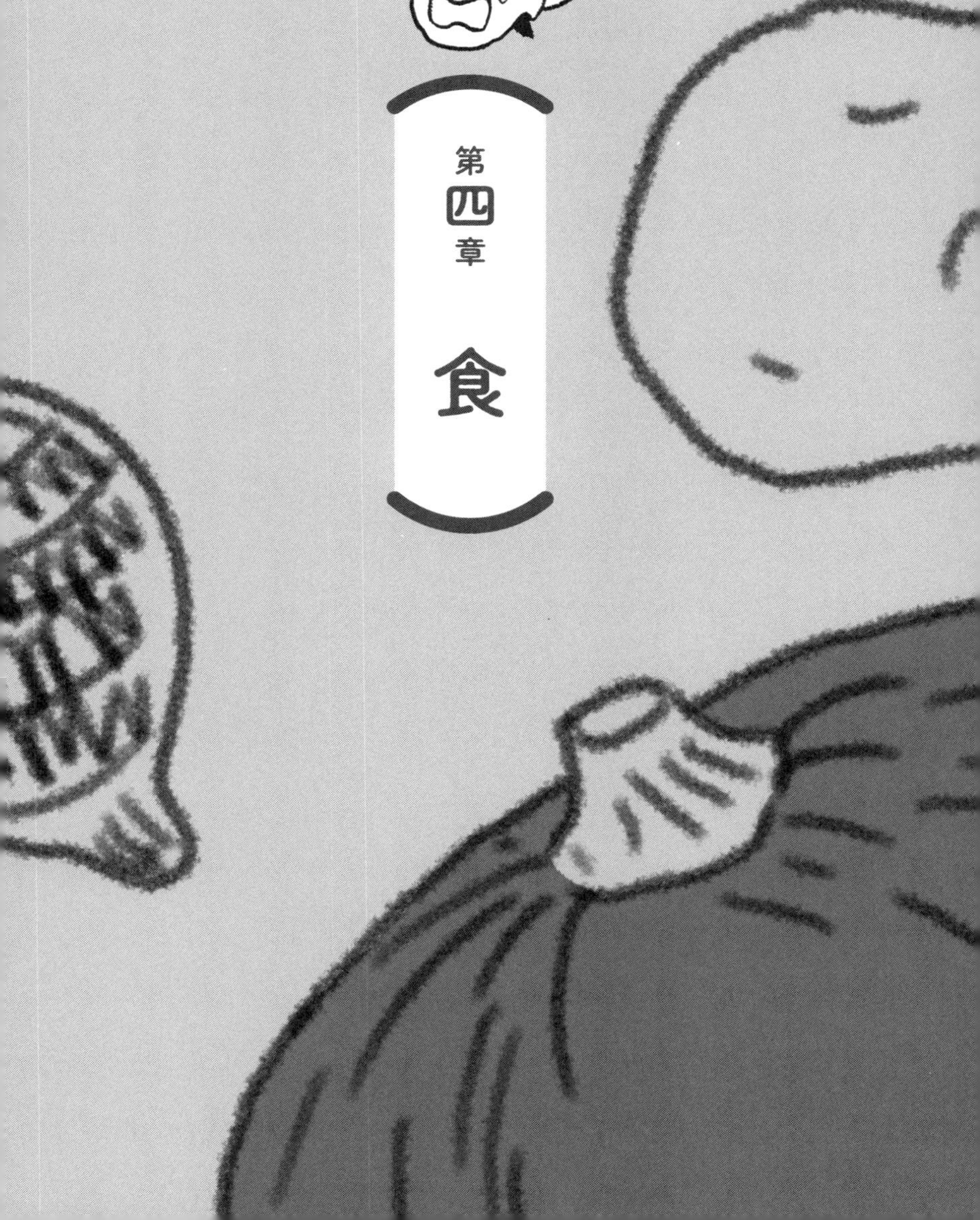

ビタミン愛①――手作りには作り手のエネルギーが入る

デパ地下やスーパーへ行けば、和洋中ありとあらゆるお弁当やお惣菜、食材が何でも手に入ります。買ってきたものをレンジでチンして、お皿に盛りつけ、テーブルに並べたら、本日の夕飯のできあがり。

けれどもそれは、手作りの料理とは似て非なるもの。

どうしても忙しい時や、それぞれの事情で手料理ができない人もいるでしょう。それでもお米を洗って、炊飯器にセットするくらいはできますよね。お味噌汁も簡単に作ろうと思えば、煮干しをそのまま鍋に入れて、野菜と一緒に沸騰させてからお味噌をとくだけでもじゅうぶん美味しいですよ。

身体のバランスを崩している人は、その時々に食べるもので体調が大きく左右されます。自炊をすれば食材の効能を生かした献立を自分で作ることができるし、栄養バランスも整えられます。味付けも自分の匙《さじ》加減でいかようにもできて、保存料や着色料なども必要ありません。

お子さんのいる家の人はとくに、安心安全な手作りのものを作って我が子へ食べさせてあげてほしいです。手作りには作り手のエネルギーが必ず入ります。おにぎりを握るにしても、今のお母さんは型にはめて作ったりする人が多いようですが、それはもうプラスチック風味のおにぎり。ちょっと手に塩を漬けて握れば、手のぬくもりと一緒に特別な栄養も染み込むのです。

その名は、「ビタミン愛」。

これ以上の栄養はありません。子供の成長には欠かすことのできない最高のビタミンです。

ビタミン愛②――おばあちゃんの梅干

ある生徒さんから聞いた話ですが、彼女は息子さんとあまりうまくいってなかったそうです。すでに実家を離れ、独立している息子さんがある日、突然家へやって来ました。

「あなた、どうして来たの？」

そう尋ねると、息子さんはこう言ったそうです。

「お母さんが漬けた梅干を食べた時に、おばあちゃんの梅干と同じ味がしたんだよ。それでお母さんは今まで一所懸命に自分を育ててくれたことにはっと気がついたんだ」

彼女は声にならないくらい嬉しくなって、

「手作りってたいせつなことなんですね」

とみんなに話してくれました。

私の祖母も庭で育てた小梅を何十年も漬けていて、おにぎりにも必ず入っていました。その美味しさは絶対、忘れない。ビタミン愛の味です。

「台所は薬局よ」

「台所は薬局よ」

これは東城先生の言葉なのですが、台所は本来、自分の体調に合わせた料理をする場所なのです。普段の食事を工夫して、食べるもので身体のバランスを整えていくという考え方です。

今日は喉の調子がおかしい。風邪でもひいたかな？　と思ったら、いつもの味噌汁にショウガを摺って入れてみる。胃腸が変だなと感じたら梅干を菜っ葉と和《あ》えて食べてみる。肝臓がよくない人はネギとショウガとカツオ節をのせたお豆腐を、日々の食事に取り入れる。感染症の後遺症で味覚や嗅覚に異常があれば亜鉛を含んだ食べものを取り入れる。亜鉛が足りないと舌の味蕾《みらい》をやられてしまうし貧血にもなります。具体的には牡蠣《かき》、アジやイワシなどの青魚、あとは大豆製品。

こうして自分が食べるものを意識して、米や野菜など自然の力を借りながら身体を整えていく。そのために食材や調味料を吟味して、薬剤師さながらに配合していくのです。身体に合わせた献立やレシピを工夫すれば、毎日の食事で体質の改善ができるのです。

少し前に私もいろいろあって悩んだ時に（私だってたまには悩む時がある）、もともとは低かった血圧が百五十くらいまで上がってしまったのです。それで何をしたかというと、毎日味噌汁と豆乳を二カップほど飲んで、トマトを二個、干し椎茸とコンブも食べました。すると血圧が標準値に戻ったのです。高血圧に悩んでいる人がいたら、ものの試しでぜひやってみては？　食べるもので身体ができているということが実感できると思います。

丸ごと食べる——野菜の皮は剥かない、アクも取らない

「一物全体食」という考え方があります。

うちの実家は百姓だったので、できた野菜はものすごくたいせつにしていました。大根やニンジンの皮はもちろん剥《む》いたことなどなかったし、ゴボウはタワシで洗って泥を落とすだけ。つまり全体を丸ごと食べるのです。食べ物のいのちを一つも無駄にせず、余すところなくありがたくいただくのが当たり前でした。

ここの料理教室でも野菜の皮は剥かない、アクも取らない、ヘタや芯やひげ根も工夫してすべて使っています。ニンジンもゴボウも皮の部分に一番栄養があるのです。ジャガイモだけはソラニンがあるので例外ですが、ほかの野菜は丸ごと

いただきます。今まで捨てていた大根やネギなどのヘタをザルに集めてもらって、いっぱいになると、こまかくきざんだその野菜に小麦粉と卵を混ぜてお好み焼きを作ったりもします。

魚でも、大型の魚ではなく、頭から尻尾まで片手にのるくらいの魚が全部食べられるので良いでしょう。

食の安全——調味料、加工食品で気に留めておくべきこと

食の安全を考えれば、野菜や果物は農薬の使われていないものを選びたいところです。

ところが自然農法や無農薬、有機栽培で作られた野菜は流通量が少なく、値段

も高いので、すべてをそれで賄うのは難しい。毎日食べるお米だけを無農薬のものにしているという人もいますね。こだわり過ぎると八方塞がりになってしまうこともあるので、自分なりの価値基準を決めて選ばれたらいいと思います。レタスなど生で食べる葉物野菜は手でちぎって二、三分水に浸しておくなど、ちょっとしたひと手間でも違ってきます。

一方、調味料や加工食品で気に留めておくべきは添加物です。これは商品を見れば裏や側面にたいてい表示されているので、買う前にチェックしてください。

調味料は毎日使うものですから、手作りできるものは自分で作るのが一番です（味噌など）。それが無理な人は、自然から作られた良質のものを選ぶようにしてください。醤油、酢、味噌は天然醸造のものを。砂糖は精製されたものより黒糖やキビ糖、テンサイ糖をお勧めします。菜種油、ゴマ油、みりんも吟味したものを常備しておきましょう（国内産）。

出汁も加工されたものではなく、コンブ、カツオ節、干し椎茸があればできるので自分で作りましょう。本物の出汁はそれだけで素材のうま味を引き出してくれますから、わざわざうま味調味料は買う必要はありません。

出来合いのお惣菜やパン、お弁当などにも調味料を含めてほとんどのものに添加物が入っています。一か月、常温で置いておいても傷まないパンが健康に良いパンだと思う？　自然のものなら日が経てばカビが生えますよね。

農薬と同様に添加物を完全に排除することは難しいけれど、できるだけ摂らないに越したことはないです。

塩のこと――自分の身体と相談して塩梅よく

「塩分の摂り過ぎには注意しましょう」

と、よく耳にしますよね。たしかに塩分の摂り過ぎは細胞を硬化して老化を早め、動脈硬化の原因にもなります。とはいえ、むやみやたらと減らせばいいわけではありません。塩分は細胞の活動を助けるという重要な役割も担っていて、塩分が不足すると細胞はゆるみ、新陳代謝がうまくできなくなります。減塩は健康にいいと一概には言えないのです。労働やスポーツで汗を流す人が減塩で身体を壊すこともあります。しかし汗を流さないでじっとしている人や寝てばかりの病人は同じに摂ると具合が悪くなります。

人には仕事や生活、年齢や季節によって必要な塩の量があります。自分の身体と相談して、塩梅《あんばい》よく摂取しましょう。化学的に作られた精製塩はミネラル分が抜けているので、健康のためには自然塩を選びましょう。

旬のもの――免疫力が格段にアップ

日本には四季折々に旬のものがあります。旬の食べものは、数値には表れませんけれど、生命力が漲《みなぎ》っていて、食べれば格段に免疫力がアップします。

春に顔を出すフキノトウやセリ、ウドなどの山菜は冬の間、身体のなかに溜まってしまった老廃物を解毒し、排出を促してくれる力があります。春は苦みが基本の味。これが肝臓の働きを助け、整えてくれるのです。また、ビタミンCたっぷりの春キャベツや新タマネギも、この季節ならでは。甘さも増して美味しいですよね。タマネギには血液をサラサラにする効果があるのですが、水溶性なので水にさらすと栄養分が溶け出してしまいます。新タマネギなら柔らかくて辛みも弱いので、切ってそのままサラダで食べられます。

夏は「酸味」。その素はクエン酸で、熱さや疲れをとり、夏バテ予防をしてくれます。代表格が梅干です。そして身体の熱を逃がしてくれるキュウリやナス、トマト、スイカなど。

秋は穀物と根のものをたくさんいただき、冬の寒さに備える季節。サツマイモ、里イモ、長イモなど。

冬は身体を温めてくれる根菜類を多めに料理しましょう。ゴボウ、ニンジン、レンコン、里イモ、大根など。干し椎茸や切り干し大根など、太陽干しのものも、あると保存できて便利です。お鍋に欠かせない長ネギや白菜も冬が旬です。トマトやキュウリなどは一年中お店に並んでいますが、夏が旬の野菜や果物を冬に摂ると、身体を冷やすので控えめにしたほうがいいですね。


その時々に必要なものを旬はちゃんと教えてくれています。昔の人は天体や自然の変化を見て、見えない力に畏敬《いけい》の念をもち、それに調和し、元気に生きる智恵として旬の食べものと食べ方を組み合わせました。それが日本の伝統食、文化の土台になっているのです。恵みに感謝し、自然に添

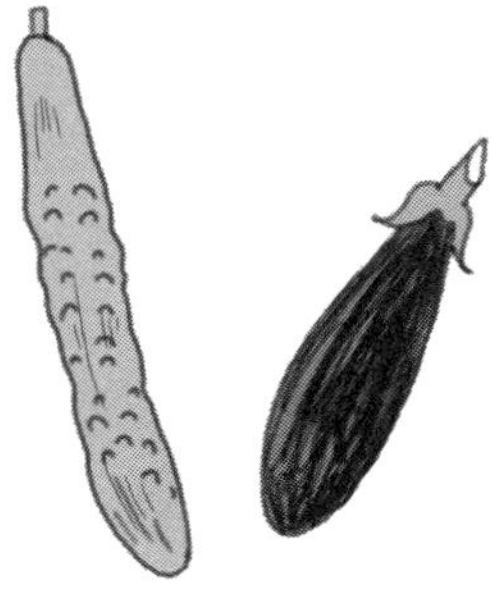

って、季節ごとにやってくる作物を順繰りにいただく。旬のものをいただくというのは、身体にとてもやさしいのです。

今の旬は何ですか？　ぜひ今晩の一品に取り入れてみてください。

食材のこと――できるだけ日本で採れたものを

お米も野菜も調味料も、日本で作られたものをできるだけ取り入れましょう。

〝身土不二〟の考え方にも繋がるのですが、できるだけ近場で採れた身近なものを食べることが最も健康的だという考え方です。

外国産の場合、ポストハーベスト農薬といって、輸送中に作物が傷んだり害虫被害に遭わないよう収穫後にも農薬を使用することもあるのです。遺伝子組み換えのものも避けたほうがいいと思います。

自然食の三つの柱――玄米・味噌・梅干

【玄米】

食事の基本はまず米。日本人の身体には一番、お米が合っています。米よりもパンのほうがお手軽だからとパンばかり食べていると、身体は冷えるし、脳に必要な酸素と栄養が届きません。頭を良くしたければお米です。認知症を予防する上でもお茶碗一杯のお米は毎日食べましょう。

そして主食としての完全食は玄米になります。

玄米は一粒一粒が一物全体食そのものです。玄米を水に浸すと発芽します。それは玄米が生きているという証。精米してしまうと、このいのちの素である芽が取り除かれてしまうのでもったいないです。

栄養的にも玄米にはたんぱく質、炭水化物、食物繊維、脂質、ビタミン、ミネラルなどがバランスよく含まれていて、新陳代謝を活発にしてくれます。便秘の改善や悪玉コレステロールの値を下げてくれるのでデトックス効果もあります。

玄米が良くて白米がダメだというわけではありませんよ。玄米が食べにくいという人は、胚芽米《はいがまい》を選んだり、五分つきのお米に雑穀を混ぜるなど工夫してみてください。小豆や黒豆を入れればさらに栄養価が高まるし、キビなどを混ぜれば色味も明るくなるのでお子さんも食べやすくなるでしょう。

よく、ダイエットといって炭水化物を抜いて、おかずだけを食べている人がいますよね。そればかりやっていると冷え性への道まっしぐらです。炭水化物、たんぱく質、脂質というのは三大栄養素で、この三つを摂ることで人は体温を保っているのです。身体が冷えれば免疫力が落ちてしまいます。加えてビタミン、ミネラルも必要です。玄米に足りない栄養（ビタミンB、カルシウム、ビタミンC

など）は、ごはんにゴマをかけたり、味噌汁やお漬物を一緒にいただくことで補います。

日本は豊芦原瑞穂《とよあしはらみずほ》の国。やはりお米、できれば玄米をしっかり食べてほしいです。

【味噌】

次に味噌。味噌は栄養価が高く、食べることで良質なたんぱく質を吸収できるので、これも毎日必ず食べてほしいですね。肝臓の働きをよくする成分も入っているので、お酒を飲み過ぎた翌朝にはとくにお勧めです。

塩分が多いとの理由で、高血圧の人は味噌汁を控えるよう医師から言われることがあるようですが、ちゃんとした材料を使って発酵させて作った味噌は、逆に血圧を正してくれるのです。味噌に含まれるカリウムは塩分を排出し、アルギン酸という食物繊維にはコレステロール値を下げる効果もあるので、実は高血圧の予防にもなります。

脳の働きも良くするので、物忘れが多くなったと感じたら、積極的に味噌汁を食べましょう。朝一杯の味噌汁は一日を幸せにしてくれますよ。具は何でも好きなものを。余った野菜を入れれば気軽に作れますし、冷蔵庫のお掃除にもなります。

【梅干】

次に欠かせないのが梅干。梅干は百薬の長の薬と言われるほど身体に良いもので、酸味の素であるクエン酸は炭水化物や脂質を効率よくエネルギーに変えてくれます。ひと粒食べると食欲も湧いてくるので、朝、食卓に着いたらまず番茶と梅干で喉を潤せば、ごはんも美味しくいただけます。さらにそこへ摺りおろしたしょうがと醤油を加えれば、風邪のひき始めにもとても良いですよ。

梅干で一番大事なのは天日干しをしているかどうか。太陽の光に当たって作られた梅干には驚くべき力が宿ります。自然の甘みが加わります。初心者でも簡単に漬けることができるので、完熟梅が出回る初夏の頃に、自分で梅干作りをするのもいいですね。手作りに勝るものはありませんから。

梅干を漬けた時に出てくる梅酢は調味料の万能選手です。少量の梅酢に、オリーブオイルなどお好みの食用油とハチミツをよく混ぜれば美味しい梅酢ドレッシングができあがります。それから梅酢で作る紅ショウガも美味しいですよ。

玄米、味噌、梅干。この三つが基本中の基本。自然がくれる魔法の薬だと思って、毎日ありがたくいただきましょう。

たんぱく質――人間の身体の細胞の中心

人間の身体の細胞の中心はたんぱく質でできているので、たんぱく質を摂らないと身体が痩せてしまいます。しっかり摂るようにしましょう。

しかし、たんぱく質なら何でもいいというわけではありません。動物性のものや甘いものを食べ過ぎると酸性体質になって病気に罹りやすくなってしまいます。そして甘いものはカルシウム泥棒。ある程度の年齢になったら骨粗しょう症のことも考慮して控えめに。それからお肉を食べる時はサラダなどの生野菜を一緒に摂ってください。

弱アルカリ性体質になるには味噌汁の植物性たんぱく質に、野菜や海藻《かいそう》を入れて食べるといいでしょう。朝ごはんに豆腐とワカメとネギの味噌汁は最高の組み合わせです。

それからゴマ。ゴマは肉に匹敵するたんぱく質で、良質のアミノ酸が脳の働きを助け、酸素を多く送り込む健脳食でもあるのです。玄米を食べる人はぜひゴマのふりかけを常備してください。玄米にはマグネシウムが多いので、ゴマのカルシウムで中和することによって互いの特性を生かし、より強力になります。

あれば安心——漬物・ネギ・青菜・ショウガ・ニンニク・タマネギ・ジャガイモ・ニンジン・キャベツ・根菜・海藻・ヨモギ

【漬物】

それからお漬物。

便秘は健康の大敵です。発酵食品は乳酸菌が増えて腸活にもなるので、とくにぬか漬けはぜひ朝の食卓に並べておきたいものです。美容の強い味方にもなります。

最近はすぐに漬けられるぬか床も売っているので、冷蔵庫にキュウリがあれば塩を揉《も》みこんでぬか床へ入れておけば次の日には食べられます。ナスでもカブでもニンジンでも何でもいいのです。毎日かき混ぜる手間はあるけれど、その辺に売っているぬか漬けよりも家で漬けたもののほうがはるかに美味しいです。

ぬか床は生きているので、日々手をかけることでちゃんと応えてくれます。冷蔵庫で保存すれば、たまに一日くらい混ぜ忘れても大丈夫ですけどね。

【ネギ】

ネギも一日一度はどこかで摂りたいですね。

白い部分にはビタミンCや血行を促すアリシンが、緑の部分にはカロテンやカルシウム、セレンが多く含まれ、癌の予防にもなります。夜のうちに刻んで容器に入れておけば、朝の忙しい時でも味噌汁や豆腐にパッと散らして手軽に食べられます。

ある動物園では冬になるとチンパンジーに長ネギをかじらせるのだとか。おかげでそれらの動物園のチンパンジー達は風邪知らずだそうです。

人間もちょっと悪寒《おかん》がするなと思ったらネギの出番です。

【青菜】

この教室へ来た人へ、まず最初に言うのです。

「今日から菜っ葉を食べましょう」

青菜は食べる造血剤。循環を良くし、血液をきれいにしてくれます。

青菜というのは、大根やカブやニンジンの葉、ホウレンソウ、小松菜、春菊、シソ、ツルムラサキほか葉緑素の多い葉野菜の総称で、種類が豊富なので旬のものを取り入れながら一日一回は必ずどこかでメニューに入れてほしいです。レタスやベビーリーフなど、ほとんどが水分の野菜はここには含まれません。

【ショウガ】

ショウガは、辛み成分のジンゲロールが血行を良くし、身体を芯から温め、発汗を促してくれます。

チューブに入ったおろしショウガはお手軽なのですが、自分の手で摺りおろした鮮度のよいものとは比べものにもなりません。冷蔵庫へは入れずに、使いやすいおろし金と一緒にキッチンのいつも手の届くところに置いておくと、ちゃちゃっと使えて便利です。みじん切りにして炒《いた》めるとうま味もアップするので、野菜炒めなどにも。

【ニンニク】

とにかく元気をつけたいならば、ニンニクを。

ビタミンB1がスタミナをアップしてくれるので疲労回復にはもってこいの野菜です。匂いの素であるアリシンには強力な殺菌作用もあります。

黒焼き状態に熟成させれば、さらにパワー倍増。血液をサラサラにし、免疫力を上げ、生ニンニクよりもポリフェノールやGABA《ギャバ》が増えます。スーパーなどでも「黒ニンニク」という名前で売られていますが家で手作りもできます。使っていない炊飯器があれば、ニンニクを丸のまま保温モードで三週間入れるだけ。ただ匂いが漏れてくるので、気になる人はフライパンで皮つきのまま真っ黒になるまで転がしてください。風邪をひいたときは、黒焼きニンニクが良いです。

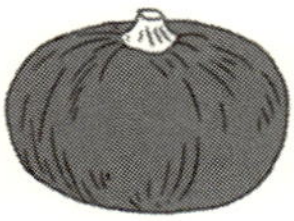

【タマネギ】

タマネギに含まれるアリシンが疲労回復に必要なビタミンＢ１の働きを助け、新陳代謝を活発にし、血液をサラサラにしてくれます。

また、皮にあるケルセチンも高血圧や糖尿病に効果があり、老化や癌の予防にもなるので捨ててしまうなんて勿体ない。干してお茶にしたり、スープの汁に使ったり、工夫してみましょう。血液をサラサラにするには、生のタマネギが良いです。薄くスライスしてサラダに。

タマネギはちょっと暇な時にみじん切りにして、甘味がでるまでじっくり炒めたものを冷凍保存しておくといいですよ。カレーやシチューを作る時の抜群の旨み出汁になります。

【ジャガイモ】

ジャガイモは加熱してもビタミンＣが壊れにくく、傷ついた胃腸の粘膜を正常にしてくれます。血圧を下げ、腸の働きをアップする効果

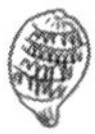

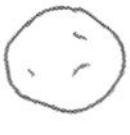

もあります。カリウム含有量の王様なので塩分を控えたい人には良いでしょう。蒸したほうがビタミンCが残ります。

【ニンジン】

ニンジンは癌予防効果の高いβ―カロテンの宝庫。

皮膚や粘膜を健康にし、風邪や肌の老化を予防してくれます。β―カロテンは脂溶性なので、生で食べるよりも油を使った料理のほうが吸収がよくなります。

このニンジンと、ショウガ、ニンニク、タマネギ、ジャガイモあたりは常にストックしておきましょう。ちょっと胃腸が疲れているなと感じたら、これらを塩と一緒にコトコト煮れば、ほっとするやさしいスープのできあがりです。一緒に鶏の胸肉を入れて煮込んでもいいでしょう。鶏の胸肉は低脂肪かつ低カロリーで、たんぱく質がしっかり摂れます。

【キャベツ】

一玉あれば、サラダや野菜炒め、茹でておひたしにしたり、味噌汁に入れたり、漬けものにしたりといろいろに使えます。

胃腸の強い味方で、消化酵素はピカイチ。胃の粘膜を丈夫にし、胃潰瘍を抑える作用もあります。ビタミンCも淡色野菜ではトップクラス。

調理の際は、まず先に水洗いしてから切るようにしてください。ビタミンCは水溶性なので、切ってから洗うとせっかくの栄養が水に溶け出してしまうからです。

【根菜】

「根気を出すには根菜を食べましょう」と云われます。身体が冷えた時には、根菜の煮物を食べる。寒い日にはふろふき大根が温まります。

大根は胃酸を、レンコンは自律神経を整え、咳止めにも効果があります。

私もちょっとやる気の起こらない時には、ゴボウのきんぴらを作ります。ゴボウには抗酸化作用のあるポリフェノールが豊富です。そのポリフェノールとうま味成分は皮のほうに多く含まれているので、調理する際は洗いながらタワシで泥だけを落とし、皮も一緒に食べましょう。

【海藻】

周りが海の日本は海藻が豊富です。毎日少しずつとりましょう（コンブ、ヒジキ、ワカメ、アオサノリ等）。

【ヨモギ】

野草の多くは古くから薬草として重宝されてきました。

ヨモギは灸草《きゅうそう》ともいわれ、お灸のもぐさとして使われます。血止めの効果もあるので古《いにしえ》より止血剤としても利用されてきました。

子供の頃、私はおてんばだったから手足に生傷が絶えなかったのですが、ちょっとした怪我は舐《な》めれば治ると教えられていました。唾液は酵素だからだいたいこれで血が止まるのです。それでも止まらなければヨモギを摘んで、揉んでから傷口に当てていました。

春になると、祖母はヨモギを摘んで草もちを作ってくれました。私は草もちを食べるのが楽しみでした。貧血、冷え性の人にとても良い食材です。残ったヨモギは天ぷらにしたり、干してお茶にします。

小食を心がける——食べ過ぎは万病のもと

胃の調子がよくないという生徒さん（女性）が来たので、よくよく話を聞いてみると、数日前に親御さんを亡くされたというのです。

「あなた、辛くてごはんがよく噛めていないんじゃないの？」

そう聞くと

「はい、そうなんです」と。

「それじゃ消化酵素なんか出ないよね。そんなに辛い時はね、食べないほうがいいかもよ」

教室のみんなもうなずいています。同じ経験をしてきた人も多いので、みんな他人事とは思えないのです。

「食べなくても大丈夫ですか？」

「大丈夫。一日や二日食べなくたって人間、死ぬもんじゃないわよ。今日は晩ごはんを抜いてみたら？」

家族や友人が亡くなった時は、悲しくてごはんが入らなくなるのは自然なことです。それを食べなくては！　と無理に頑張る必要はないのです。

食べないと不安になるという人がいますが、最も良くないのは不安感です。不安を軸に何かしても、自分の心をギュッと絞めて細胞を動かなくしてしまうので意味がありません。

たいがいの人は「一日三回食べなくてはいけない」と思い込んでいますが、そうではないです。実は身体は、空腹の時が一番喜んでいる状態なのです。ほんとうは調子の良くない時こそ、食べないほうが元気でいられます。調子をくずした時はおかゆに梅干、お味噌汁くらいがいいでしょう。まず、自分の身体に聞いてみることです。

〝腹八分目に医者いらず〟〝食べ過ぎは万病のもと〟という言葉がありますが、癌の人は腹六分目が良いと言われています。「癌」という字は口が三つに山と書くでしょう。満腹すぎるから病気になることのほうが多いのです。最たるものは食べ過ぎと美食の果ての糖尿病。消化しきれなかったものはお腹のゴミになってしまいます。たとえ玄米でも食べ過ぎはダメです。

そして睡眠中に身体や内臓をしっかり休めるためにも、夕食は量を少なめに、を心がけてください。

真面目に考え過ぎない――〝いい加減〟は〝良い加減〟

何事も、あまりクソ真面目に考えないほうがいいのです。

ある生徒さん（女性）が私に電話をかけてきたことがありました。

「死にそうなんです。助けてください」

と言うのです。もうびっくりして、

「どうやって助けたらいいの？　どうしたの？」

と聞くと、

「お茶碗も持てないし、歩くこともできないんです」

「私も今からこの時間では行ってあげられないのよ。死にそうだったら、まずお医者さんでしょ？」

そう伝えると、もうお医者さんへは行ったと言うのです。とくに点滴も注射も何もされずに家へ帰された、と。

「大丈夫よ。今生きてるから。トイレだってご家族に連れて行ってもらえるし」

「先生、私、なにを食べればいいですか？」

「あなた、今までいろいろ食べ過ぎているから、ため込んだものを消費しなさい。水を飲んでいればいいわよ。食べられなくなった……どうしよう……なんて考える必要はないの」

そう言ったものの、ちょっとかわいそうだなと思って、むくみやお小水の様子を聞いてから、家族に腎臓の辺りや足をマッサージしてもらうこと、ショウガ湿布をすること、玄米粉をお湯で煮て飲むなど、いくつかアドバイスをして、その日は電話を切りました。

翌日、また電話がかかってきて、

「おかげさまですっかりよくなりました」

と。そんなものなのです。

みんな気落ちして身体にくるのです。みんな病気を何とかしたくて、あれこれ忙しくやってしまう。ほどほどでいいのです。しゃかりきになって百パーセントやっていると、何かあったら折れるしかない。だからクソ真面目はダメ。もっと頭を柔らかくして、自分の身体の声を聞きながら何事も余裕をもって取り組んでほしいのです。

こういったこともありました。ある男性の生徒さんが相談に来て、

「僕ほどクソ真面目な人間はいない」

と言うんです。見ればたしかにそうとわかるほどです。それで、

「なんで僕は癌になったんですかね」と。

私はそのクソ真面目のせいもあるよって言いたかったんですが、失礼と思って言いませんでした。完璧でなくてもいいのにね。

「腹八分目はどのくらい食べればいいのでしょうか」

というような、自分のことなのに何でも人に聞いてくる人が多いです。

「玄米は一日に何杯食べればいいですか？」とか。

絶対こうじゃなければとか考えずに、自分の体調に合わせて臨機応変に対応する。これが大事なんです。

〝いい加減〟は〝良い加減〟、〝いい塩梅〟は〝良い塩梅〟。

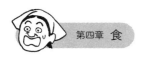

菜食6動物性4――植物性たんぱく質、動物性たんぱく質

生徒さんとこんな会話をしたことがあります。

「ヨネ先生はいつも身体にいいものばかり食べているのでしょうね」

「そうね。でも食べたくなったらたまーにラーメンも食べるわよ」

「えっ？　ラーメンなんて食べてもいいんですか？」

「いいか悪いかなんて自分で考えなさい。普段ちゃんとした食事をしていれば大丈夫よ」

「なんだか気が楽になりました。私もラーメン食べに行きます」

「食べ過ぎちゃだめよ。しかしみんな真面目なんだね。もう少しアホになってもいいんじゃないの？」

東城先生も日頃は玄米菜食で小食でしたが、旅行先でお肉を出されれば口をつけましたし、好物があると食べ過ぎることもよくありました。玄米菜食と聞くと、イコール動物性のものはすべて排除というイメージがあるようですが、先生は肉食を完全否定しているわけではないのです。

菜食6と動物性4、病気の人は7対3くらいが目安で一度も魚や肉は食べちゃダメ、とは言っていないのです。

玄米嫌いの家族――自分に合わせよう、はダメ

生徒さんに多い悩みの一つが、家族が玄米菜食を嫌っているのでどうしましょうということ。

「うちの主人が肉を食べたいと言うので困ります」

と聞かれたら、私は
「いいじゃない、食べたいものを食べさせれば」

と答えます。無理矢理、自分に合わせようとしてはダメです。

肉料理を出してあげたらご主人、飛び上がって喜んだという人もいました。今まで家で食べられなかったのでなんと外で食べていたというのです。それでは本末転倒。だったら家でちゃんと作ってあげればいいのです。

また、あるご主人は日に四百グラムもの唐揚げを食べる人で、玄米はバカにして食べようともしてくれないそうです。唐揚げ四百グラムといえば脂だけでもすごい量になりますから奥さんは悩んでいて、案の定、ご主人は身体を壊して入院となりました。そこで「初めて奥さんがいつも食べている玄米菜食を意識したそうです。彼女のほうは病気一つしないのですから。そして退院してから少しは玄米にも口をつけてくれるようになった、と。こちらはめでたし、めでたし。なのですが、一方で、玄米が原因で別れた夫婦もいます。

玄米嫌いのご主人に、身体にいいからと奥さんは玄米ばかり食べさせようとして、ついにご主人の堪忍袋の緒が切れた。あまりにも食に対する考え方が違い過ぎるということで、まさかの玄米離婚です。

好きで結婚した同士がほんとうなら嬉しいはずの食べもののことで別れるなんてせつない話ですが、それほど食べることは重要なことなのですよね。

ご主人が白米を食べたいと言うのなら、白米を出してあげたらいい。玄米を無理強いしてはいけない。お肉が食べたいと言われたら、黙って焼いて出したらいいと思います。マッサージをしてあげるとか、愚痴を聞くとか、ご主人の健康を支える手段は玄米以外にもあるのですから。

こだわらない生き方

私も自分が癌だった頃は、玄米菜食を厳密にやり過ぎて食卓はほんとうに暗いものでした。主人にも肉を出さなかったし、子供達にも嫌がられて、今思えば自分が押しつけていただけだったとわかるのです。

いくら玄米が身体にいいからといっても、嫌だ嫌だと思いながら無理矢理に食べていたら栄養は身体に届きません。〝美味しい〟と心でいただくことが一番たいせつなのです。

真面目に考え過ぎず、ご家族にはほかのもので補う方法を探してみればいいのです。そのうち双方が歩み寄って、良い加減のところに着地できればいいと思います。〝絶対〟ということにこだわり過ぎないこと。ストレスで細胞が詰まってしまいます。

「頭が痛いのですが、おまんじゅうのせいでしょうか」

甘いもの好きのある生徒さんは、一週間前に食べたおまんじゅう一個でずっと悩み続けていました。イライラ、クヨクヨが一番神経を痛めるのです。病気の人はとくに、そんなに神経を詰めることはないのです。私は彼女にこう言いました。

「いいじゃないの。お茶を飲んで食べて、ほっとできたならそれでいいの」

そのほっとする感じもたいせつなのですから。でも、ほっとしっぱなしはダメですよ。

食べることの喜び――細胞を元気にしてくれる力

かつて末期癌の生徒さん（女性）があれやこれや食べたいというので、

「ちょっとそれはやめておいたほうがいいんじゃないの？　治ったら食べられる

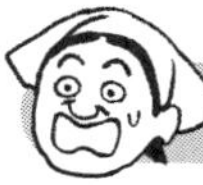

から辛抱しよう」

と制したことがあります。でもその方はそれから一年も経たずに、あの世へ旅立ってしまいました。反省しました。

あの世へ出発する時くらい、食べたいものを食べて行ったほうがよい、そばでもおすしでも。天の定めた時間が残り僅《わず》かであることを本人も悟っているのだから。

食べる喜びというのはたいへん大きな力で、細胞を元気づけてくれるに違いない。きっと元気にあの世へ出発できるに違いない。最初の頃は私はそれに気づけなくて、初期の生徒さんには申し訳なかったと思っています。食べたくても食べちゃダメよ、なんて言ってしまって。

「心から、ごめんね。せめて食べたいものを食べてから逝ったほうがよかったね」

そう詫びています。

感謝の気持ち――たいせつなのは楽しんで食べること

反対に、普段の日常生活の中で、「ごはんの時間だから食べなきゃ」と義務的に食べることを考える人がいるけれど、これはほとんど栄養になっていません。たいせつなのは、嬉しくて、喜んで、楽しんで食べることなのです。

具合が悪くてずっと食べられない時、一口のごはんが食べられたら「ああ、嬉しい……」となる。これが感謝の気持ち。感謝をせねば、ではなく、じわっと湧いてくるものが自然と言葉になる。自然のいのちをいただく。人からあたたかい気持ちで接してもらえる。そんな時にじわっと湧くものが、すごく大事なのです。

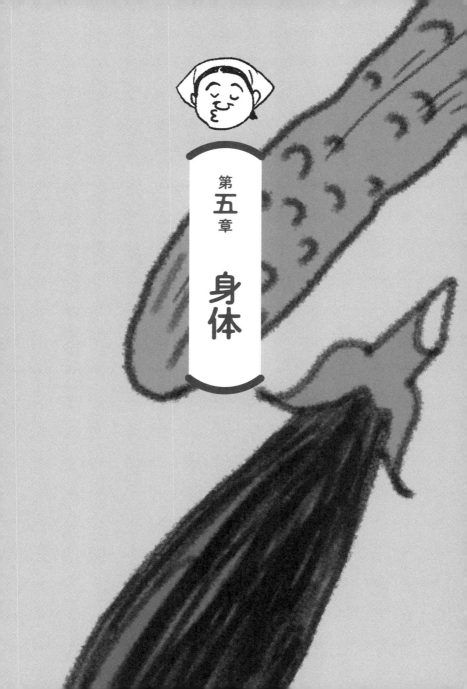

第五章

身体

絶対に良くなる——ダメな身体なんてない、ダメな人もいない

その人が初めて料理教室へやって来た時は、真っ赤な顔をしてマスクをつけていました。全身七十パーセントの火傷《やけど》で、じゃんけんぽんすらできない。

「私は手がこんなになっているの。全身七十パーセントの火傷で、じゃんけんぽんすらできない」

火事で家が焼け、和歌山から東京へ出てきたその女性は、ご縁あってうちの料理教室へ通うようになったのですが、大火傷を負った手は皮膚移植をしたものの、もう固まって動かないだろうと医者から言われていました

私は「絶対に良くなる」と彼女を励まし、調理ではできる範囲で野菜のみじん切りなどをやってもらうことにしていました。そして会うたび、いつも彼女の手をさすりました。何度も何度も繰り返し、

「良くなるよ、きっと良くなるよ」

と言い続けながら。

たとえ移植した皮膚でも、身体は古い細胞と新しい細胞が新陳代謝で入れ替わりながら確実に助け合っているのです。ここが悪いとか、あそこが悪いからダメだとか、そうじゃない。ダメな身体なんてないし、ダメな人もいないのです。どうやったら良くなるのかを懸命に探すことです。

本人の努力もあって、彼女の手は少しずつ動くようになっていったのです。そしてある日、

「ヨネ先生、じゃんけんしよう」

と自由に動く指を見せてくれました。火傷で荒れていた顔の皮膚もどんどんつるつるになって、時々帰って受診していた和歌山の医師から、

「こんなことは奇跡だ」

と言われたそうです。

医師というのは統計でものを見るので、その人がもともと持っている〝治癒力〟は見ないのです。身体のなかのエネルギーというものは自然にどんどん湧い

てくるもの。それを自分で勝手に頭で考えてストップをかけている。もうダメだなんて自分で思ってしまったら、そっちのほうへ行ってしまう。だからダメなんて思わなければいいのです。

十年以上昔の話になりますが肝硬変の生徒さんがいたのですが、自分はもう長くないからと、桜の咲く頃に親戚をたくさん呼んで、

「みなさんと会うのはこれが最後です」

と、お別れの会を開きました。

けれどそこまでしているのに、それから十五年以上経った今もなお、お元気なのですよ。彼女は自然療法をしっかり学んで、日々コツコツ真面目にやっていたらいつの間にか治ったのです。

どこかの医者が聞いたら「奇跡だ」というかもしれないけど、奇跡とかではなく〝心のおきかた〟がとても大事だということです。

大火傷を負った彼女も最初は無表情で動かない手に絶望している様子でした。でもどんどん明るくなって、前向きになっていって、心が変わったことで身体も

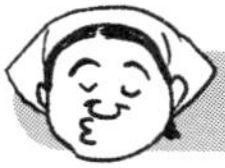

それに合わせるように良くなっていったのです。
奇跡は起こるものではなく、起こすものなのです。

砂浴——自然治癒力を高める最高のデトックス法

「この前、砂浴《すなよく》に行ったら、どの病院に行っても治らなかった腱鞘炎《けんしょうえん》が治ったの」

と、ある生徒さんが手首をぐるぐる回しながら報告してくれました。これも科学的には検出できない砂の秘めた力と、彼女の内なるエネルギーが力を合わせて腱鞘炎を治癒へと導いてくれたのでしょう。

身体には本来、自然に治そうとする自然治癒力というものがあるのに、緊張して詰まっていると、治るものも治らなくなってしまいます。砂浴というのは、リラックスしながら心や身体の内のデトックスができる最高の自然療法なのです。スプーン一杯の砂の中には数え切れない無数の有効菌がいると言われています。砂の中に身体を埋めリラックスしていると、身体が呼吸を始め、体内の不要なものを砂が引き出してくれるのです。ウオノメがポロッと取れた人もいます。血痰《けったん》が出たり、喉のポリープが取れたり等、体験報告はいろいろあります。

重度のリウマチで、身体のあちこちが曲がっていた人は二十二回の砂浴で治り、スタスタ歩いてみせてくれました。その彼女がその体験を大学病院で話すと、一時期リウマチ科の先生がうちへやって来ましたよ。

砂浴は毛穴からガスが出てくるので、終わった後の身体からの匂いも、強烈です。薬を飲んでいる人はその薬の匂いがするし、以前よく香水をつけていた人は、その日につけていなくても香水の香りがあたりに漂います。身体のなかに蓄積されていたものが排出されるのでしょう。そうして新陳代謝がよくなれば、自然治癒力も発動しやすくなるのです。

砂に入る時はしっかり水分をとって。砂浴をする時は、防犯上の観点からも、一人で行かずに複数で行ってください。必ずパラソル等の日よけ、水分を身近に置く。梅干を持っていくことも忘れずに。

不眠――昼間は大いに身体を動かし、夕食は控えめに

自然は私達にたくさんの恩恵を与えてくれているのだから、私達も自然に添った生活をしていくのが本来の姿だと思います。

早寝早起きは健康の基本です。なかなか寝つけないという悩みもよく耳にしますが、そういう人は頭と身体を使うバランスが崩れているのかもしれません。

夜九時から夜中の三時までは草木も眠る時刻。地球は太陽の裏側となり、本来

は神経も身体も眠りの時なのです。〇時を回ってから床に就くような生活では、自然のバイオリズムと不調和が生じてしまいます。日付の変わる前には寝て、朝は早く起きるという生活習慣が理想ですね。ゲームやインターネットはほどほどに。

座って頭で考えることばかりしていないで、昼間は大いに身体を動かすことです。日中、動くことを惜しまずに、フルに身体を使えば夜はぐっすり眠れるはずなのです。とくにデスクワークをしている人は、頻繁に身体を伸ばしてください。立って背中を後ろへ反らせるとか、首を回すなどのストレッチングも有効です。ずっと座ったまま同じ姿勢でいるのはほんとうに良くない。不眠の原因となるだけでなく、完全に腰を悪くします。

もう一つ、寝つきの悪さや、眠りが浅くなる要因として考えられるのが、食べ過ぎ飲み過ぎ。頭は眠りたいのに、消化しなくてはいけないので自律神経は働かされ、そのアンバランスが熟睡を妨げてしまうのです。食事は夜七〜八時には終わらせ、九時を過ぎたら何も食べないほうがいい。夕食は量を少なめにして、なるべく身体の温まる献立を心がけましょう。

深夜に冷たいものをガブガブ飲んで、甘いお菓子を食べるなんて、やめておいたほうがいいですよ。習慣化すると、悪夢を見ることになるかも……。

身体を温める――根菜類のスープ、こんにゃく温湿布、温灸、足浴

身体が冷えると免疫力も低下します。身体を温めるのはほんとうにたいせつ。冷え性の人はどうしたら身体が温まるかを考えて、日常に取り入れる必要があります。

食事で旬の野菜を入れたスープやシチューなどをいただくのも一つの方法ですよね。根菜類は身体を温めてくれるので、皮のまま煮込んで熱いうちにいただけ

ば心までほっこりします。

反対に、冷えているなと思ったら、身体を冷やすサラダなどは控えたほうがいいですね。氷やアイスクリームは言うまでもありません。

果物も身体を冷やします。夏場いくら暑いからといって夜にスイカばかり食べていると、秋に抜け毛が多くなりますよ。スイカにはミネラルのカリウムがたくさん含まれています。ミネラルはとても大事ですから朝にいただくのは良いのですが、夜に食べ過ぎると身体の内が冷えます。カリウムは細胞を弛《ゆる》め、逆にナトリウムは細胞を締める。ですからスイカに塩をつけて食べるのは理にかなっているとも言えます。最近、急に抜け毛が多いと感じたらカリウム過多を疑ってみてください。

自然療法で身体を温める手当法としてよく使われるのが、こんにゃく温湿布。熱したこんにゃくをタオルで包んで、肌の上からまず肝臓と丹田《たんでん》の位置に当てるのです。その後腎臓も温めます。風邪をひいた時はビタミンCの多いもの、発汗作用のあるショウガ、くず湯をいただくと身体が温まります。

肝臓と腎臓は〝肝腎要《かなめ》〟と言われるほど、どちらも身体のなかで主要な役割を担っています。ここを温めることで疲れが取れて、浄化の助けになります。調子の悪い人はほとんどと言っていいほど足が冷えています。足裏にこんにゃく温湿布は効果てきめんです。生理痛の時はこれで腰を温めるといいですよ。こんにゃく温湿布のほかにも温灸、足浴、それから湯たんぽを辛い部分に当ててもいいですね。とにかく温めること。

風邪は万病のもとと言われます。くしゃみやせきが続けて出たり、頭が痛かったり、寒気がしたら風邪のひき始めです。まずはくず湯を飲みましょう。くず粉大さじ一杯に一カップの水を加え、よくかき混ぜてから火にかけます。とろりとしてきたら、梅酢やハチミツなどを入れてください。梅生番茶も良いです。梅干し一個と擦ったショウガを湯呑みに入れ、熱い番茶を注ぎます。あとは、足をしっかりと温めましょう（湯たんぽ、レッグウォーマー

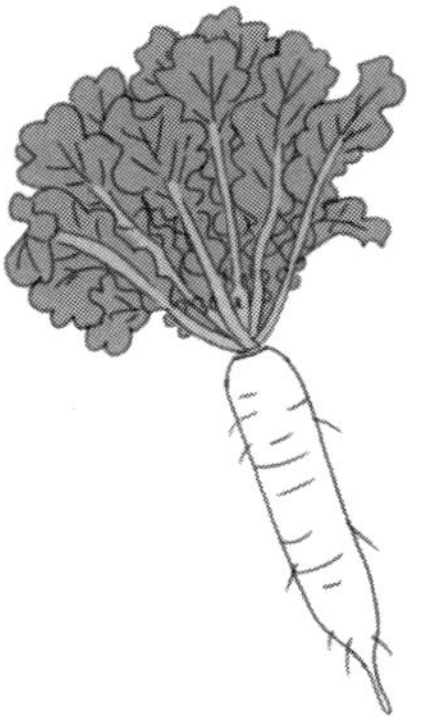

を履くなど)。

私の家の風呂場には亀の子タワシがあって、それで足裏をゴシゴシ擦ります。ちょっと荒療治のようですが、足の裏には全身のツボがいっぱいだし、全身の健康のバロメータです。足裏が丈夫になると身体全体に響いてきます。

一番搾りのゴマ油で髪が変わった

ちょっとおもしろい話を思い出しました。

大阪からここへ通ってきていた七十代の女性が卒業して二年ぶりに教室へ遊びに来たのですが、一目見てびっくり。真っ白だった髪の毛が真っ黒になっていて、よく見るとうっすら産毛《うぶげ》まで生えているではありませんか。彼女は七十歳を越えています。

「どうしたの、その頭！　それになんで今頃、産毛が生えるのよ？」

「しょうがないじゃない、ゴマ油ふりかけたらこうなったのよ」

彼女が言うには、風呂場でシャンプーの後に一番搾りのゴマ油を髪の毛に振り付けて、毎日モミモミしていたそうです。その後に蒸しタオルをのせて湯船に浸かり、お湯で一回流して終了。

その話を聞いた生徒さんで薄毛の人達は、みんな真似していましたね。私もやろうと思ったけれど、これ以上、髪の毛が増えたら困るのでやめました。それなので私自身は検証していないのですが、興味のある人は試してみてはいかがですか。ゴマ油は一番搾りのものを、だそうです。

もっとも、髪の健康に一番良いことはバランスの取れた食事とストレスを溜めないことだと思いますが。

ストレス――よく寝る、気持ちを吐き出す、今やるべきことに集中する

「ストレスってどうしたらなくなりますか？」

という質問もよくきます。

社会で生きている以上、みんな大なり小なりストレスは抱えています。ゼロという人はまずいないでしょう。ではそのストレスをどうやって軽減するか。ここでもまた睡眠が出てきます。夜にしっかり眠ることはほんとうにたいせつなことです。

次に、とにかく出すこと。心のモヤモヤも便秘も。

心にくすぶっているさまざまな問題をみんな吐露してしまうことです。何でも聞いてくれる友達をつくって、声にして出してしまえば気持ちが軽くなります。

もしも心のわだかまりが原因ではなく、今、目の前のことにストレスを感じているのだとしたら。まずはストレスを感じていると思う、その心のなかの雑音を

止めること。「もうほんとうに嫌になっちゃう」「疲れる」「かったるい」などと、わざわざ考えることで余計に自分を疲弊させないように。ただ粛々と、優先すべき仕事をする。ああだのこうだの考えずに、ただ、それをする。

かつて私も寝不足で疲れがたまって、意識が散漫な状態でニンジンを切っていて指を怪我したことがありました。それを知った東城先生から、

「ここでなにを勉強しているのよ！」

と、例によって大目玉を喰らいました。

ニンジンを切るなら、切っている間はニンジンに集中する。白菜を切る時は白菜だけを見て、切る。他所《よそ》のことを考えながらそれをしているというのは、気持ちはここではない別の場所に飛んでいるということ。そんな中途半端な頭で料理を作るな、と先生は私に一喝したのです。

今は教室へ向かう階段を昇ったら、その瞬間からもう料理教室の先生だけに徹すると決めています。それ以外に何か別の案件があったとしても一切、考えない。混ぜてしまうと頭の中がこんがらがって〝今〟に集中できなくなってしまうから

です。胃痛、腹痛、頭痛などはストレスが原因で起こることが多々、あります。パッパッと切り替えて、今やるべきことに集中し、遊ぶ時には遊んで、寝る時はガッと寝ること。

そして朝起きたら、例えば朝ごはんのメニューを変えてみる。面倒だから毎朝、同じものでいいやと惰性で作るのではなく、たまには新鮮な気持ちで向き合ってみるのです。今日は玄米をお雑炊にしてみよう、たまにはお豆腐を焼いて豆腐ステーキにして食べてみよう、というように。

普段あまり歌わない人は歌ってみてもいい。ストレスを感じた時は、毎日淡々と繰り返しやってきたことと、ちょっと違うことをして方向転換するという方法もあります。

便秘――玄米食で無縁になれる

ストレスによる弊害はたくさんありますが、身近で最も厄介なのが便秘ですね。便秘解消に一番効くのは玄米食です。玄米を常食していると、ほとんど便秘というものと無縁になります。そしてよく言われる繊維質のもの。サツマイモやゴボウ、豆類など。ミカンの袋についた白い繊維を取り除いて食べる人がいるけれど、ああいうものは食べたほうがいいですね。

ゴボウ味噌も大きな力になります。ゴボウと、そのゴボウの一割量のショウガを摺りおろし、ゴボウと同量の自然醸造の味噌を入れて混ぜ、味噌汁くらいの濃さになるよう熱湯を注いで湯呑み半分くらいを飲みます。胃腸の働きを助け、腸内細菌の活動を盛んにするので全身の細胞が働き出します。

朝コップ一杯の水に塩をちょっと入れてぐっと飲むのもいいですね。そして言うまでもなく、運動することです。

便秘だからと安易に市販薬に手を出すのは注意が必要です。飲むと出るので、つい習慣化してしまうと、今度は飲まないと余計に出にくくなって悪循環が始まります。そうなると肝臓に負担がかかります。まずは〝台所は薬局〟で自分に合った処方箋を台所で考えてみてください。

心が詰まると身体も詰まる。焦らず、根気よく、気長に続けることです。

自己判断はダメ——とにかく一度は病院で診察を

気をつけなければならないのは安易な自己判断です。

教室にたびたび胃痛を訴える生徒さん（女性）がいたのです。本人は、

「原因はストレスだから胃痛ぐらい食べなきゃいいわ」

ぐらいにしか考えていなかったようですが、そのまま一年が過ぎたので、病院で検査をするように勧めると胃癌が見つかりました。手術をして今はもう治っていますが、あのまま放置していたら事態はさらに深刻なものになっていたかもしれません。ひどい胃痛持ちの人や症状が長引くなど異変に気づいたら単なるストレスだと高を括らずに、一度診察を受けることをお勧めします。

病院は待たされるから、忙しいからと診察も受けずに、ドラッグストアで適当な薬を買って飲んで、それで自分はよくなっているつもりかもしれないけど、実際にはどうなっているかわかりません。

あと胃痛のひどい人はピロリ菌の検査も検討したほうがいいと思います。昨今はピロリ菌をもっている人がとても多い印象を受けます。

「検査したらピロリ菌が見つかって抗生物質を出されたんですけど、飲んだほうがいいでしょうか？」

そう聞きにきた生徒さん（女性）がいます。

「飲むのよ。ピロリ菌をやっつけなければ体内に残って、それが癌のもとになることある」

医者に薬を処方されたら、まずは言われた通り一週間なら一週間飲めばいいのです。つまりここで私が言いたいのは、西洋医学と東洋医学、両方とも必要だということです。

「医者に行かないで自然療法だけで治す」というのは違うと思います。

慢性病だったら自然療法は功を奏します。でも大怪我や急性的な症状だったら必ず病院です。自然療法だけでいいのだと頑《かたく》なにならないでください。

決めつけは危険！——選択肢は柔軟に

あるクラスの生徒さん（女性）が、「私、膀胱炎がくせになっているようなんです」と、相談してきました。よくよく話を聞いてみると、病院で薬を処方してもらったものの、二日ほど飲んだら痛みが消えたから、決められた日数の前に飲むのをやめてしまった、でもしばらくするとまた痛みが出てきて、一日に何度もおしっこに行きたくなるとのこと。

私は彼女にこう言いました。

「あのね、病院で出された抗生物質は必要なものだから、決められた日数分、きちんと飲まないといけないよ」

しかし、彼女は、

「でも、スギナのお茶を飲んでるんです。おしっこが出ればそのうち治ると思って」

と、自然療法を実践していれば、どんな症状でも治ると信じている様子。

「それは違うの。病院で出された薬は、決められた日数きちんと飲まないと、菌やウイルスがまだ体内に残ってしまって、また症状が出てきてしまうのよ。まずは菌を殺すために、薬をきちんと飲みましょう」

菌やウイルスは自然療法で滅ぼすことはできません。自然療法は、あくまで身体を整えるためのもの。西洋医学と自然療法、それぞれの役割をきちんと理解して使い分けることがたいせつです。

膀胱炎も軽く考えてはいけません。「きっとそのうち良くなる」と自己判断に頼ると、軽かった症状が慢性的なものに進行してしまう可能性も大いにあります。決めつけは危険なのです。

セカンドオピニオン——病気や症状によっては二か所以上受診

私は病気や症状によっては、二か所以上の病院を受診するようにアドバイスしています。医者によって見方は違いますから。

私も大学四年生の頃、ひどい腰痛と足の痺《しび》れに見舞われ、四か所の大学病院で検査をしたのですが、はっきりとした原因が特定できなかったのです。

ある病院では神経痛、また別の病院では子宮の検査までして、

「子宮後屈だから子宮を切りましょう」

などと言われたのです。若いみそらの乙女に向かってなんてこと言うんだと思いました。怖かったですね。

もうどうしようもなくなって、とりあえず故郷の静岡へ帰ることにしました。

そこで祖母が、

「治るかどうかわからんが、目利きの医者がいる。そこへ行ってみよう」

と、私を山奥に住む元軍医さんのもとへ連れていきました。病院を開いているわけではないのに、村の人はいよいよ困るとその先生に診てもらうのだそうです。

診察が始まると、その先生がいきなり金槌のようなもので私の腰をコンコン叩くのです。そして一発で、

「ああ、椎間板《ついかんばん》ヘルニアです。第四、第五の脊椎《せきつい》の軟骨が飛び出ています。これ

は辛かったでしょう」

と断定し、東京の病院へ紹介状を書いてくれたのです。私はすぐに東京へ逆戻りし、軟骨を摘出する手術を受けました。術後は身体中にギプスを巻いて、病院のベッドの上で一か月半ほどじっとしていました。

あの時、田舎に帰って山奥の元軍医さんに診てもらわなかったら、どうなっていたかわかりません。改めて思い返すとまるで物語のような話ですが、不思議な偶然や、理路整然と説明のつかないようなことは案外、普通に起こるものです。

マムシ様——生死をさまよって生まれ変わった性格

これも田舎で起きた謎多き出来事なのですが、中学一年の時、私はマムシに噛まれて死にかけたのです。

田んぼの畦道《あぜみち》を走っていたら、足元に何かがパッと飛びついてきて、くるぶしを噛まれました。

「佐枝子、マムシだ！」

と祖母が言って、それからがもう大変。縄で足をぎゅうぎゅう縛られて、兄に背負われ川を渡って、最終バスに乗って病院へ着きました。

人生っておもしろいなと思うのは、助かるか助からないかと考えたら、私はその最終バスに間に合ったから助かったのです。もし、バスに乗れなかったら私の人生は十三年で終わっていたかもしれない。

なんとか病院に間に合って血清を打って、それでも血を吐いて今晩がヤマだと言われ、なんとか助かって一か月半入院しました。

それでどうなったのかというと、マムシに噛まれてから私は性格が一変したのです。それまではおとなしくて、いじめっ子に鞄《かばん》を田んぼにポーンと投げられては、めーめー泣いていた女の子が一気に花開き、元気溌剌《はつらつ》、まるで男の子みたいに活発になったのです。気持ちもまるっきり変わって、逆にいじめっ子に水をぶっかけたりもして。女ターザンの誕生です。

「佐枝子はマムシに助けられた。今までの無口な佐枝子じゃない。これはなんだかわからないが、これからはマムシ様と呼ぼう。ありがとう、マムシ様」

家族はそんな調子で大喜び。

あのマムシ様の魔法は今でもまだ効いているみたい。

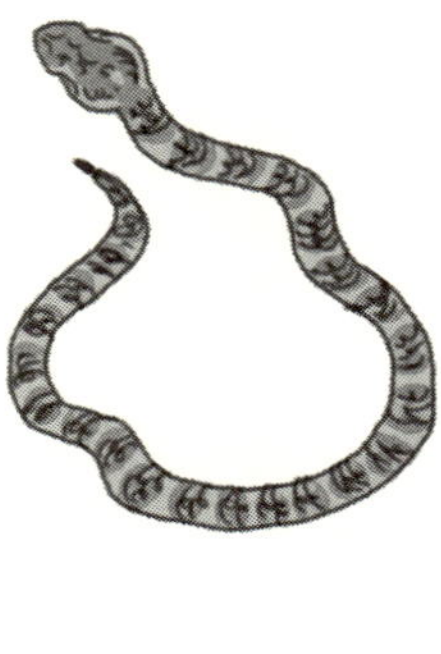

料理は最高の脳トレ・筋トレ

最近は身体をあまり動かさない人が多いですね。どんなに良いものを食べても、動かなければカロリーが消費できません。すると溜まったものはお腹のなかのゴミになってしまうのです。

怠けて身体をあまり使わずにいると、使わないところから衰えていきます。まるで拗《す》ねたように可動域が狭くなるし、歩かなければ足は弱くなる。頭も使わなければ脳みそが「私は必要ないのね」とボケてくる。まるで身体の細胞が話し合いでもしているかのようです。

自分の身体を粗末にしてはいけません。無理矢理に酷使するだけが粗末ではなく、億劫《おっくう》がって動くものを使わないのも粗末にしているのと同じです。どんなに切れ味のいい包丁も、ほったらかしにしておけば錆《さ》びてしまう。脳も身体も使うためにあるのです。ちゃんと使ってあげましょう。

東城先生もお風呂で開脚したり、よく手を動かし、文章も書いていました。九十四歳まで私を叱り続ける力はそこにあったのですね。ありがたいことです。

そういう意味でもお料理は最高なのです。

まず、頭を使わなければ料理はできません。献立を考えることから始まり、手順を工夫し、足で立って、手も使う。大根を煮ている合間におひたしを作ったり、お味噌汁が沸騰しないよう気をつけながらキャベツを水洗いしたり、当たり前のように、いっぺんにいくつものことをこなしていくのです。ですから料理するのをやめた途端に認知症が始まる人は多いです。

教室の生徒さんにコーラスをやっている女性がいました。ヨーロッパの国々へ歌いに行くのがすごく楽しいと生き生きしていましたね。歌うことも、旅をすることも、とても心と身体、脳にもとてもいいものです。

ところがある時期を境に、彼女は教室へ来なくなったのです。コーラスもやめてしまったのかなと思い、聞いてみると、一人息子さんが結婚をして、そのお嫁さんから、

「お母さんはもう、なにもなさらないでゆっくりしてください」

と言われたというのです。

それまでは息子のために一所懸命に作っていた料理を彼女はしなくなり、お台

所から引退して、何も考えなくなって、料理ばかりかコーラスまでやめてしまいました。それでどうなったと思いますか？

お嫁さんとしては良かれと思って台所を預かったのかもしれないけど、料理を取り上げられたことで彼女は認知症となり、施設に入ってしまったのです。

よく噛んで食べれば認知症防止に

そこで思い出すのは主人の母のことです。

義母は認知症にかかり、私の名前もわからなくなっていました。医者は栄養を摂らせるためにミルクセーキのようなものばかり義母に飲ませていたのです。

回復のきっかけは、一つの塩むすび。

ミルクセーキのような栄養補助剤では咀嚼《そしゃく》もしないし、食べる楽しみもなく、余計に認知症が進行してしまうと感じた私は、ある日、食べられないだろうなと思いながらも、塩で握ったおにぎりを義母に出したのです。そうしたら、驚いたことに義母がパクパクおにぎりを食べ始めたのです。

その日から三か月後にはだんだんと頭がはっきりとしてきて、一年八か月もの間、忘れていた私の名前も思い出してくれました。

一時期は明日までもつのかと思うほど、ずっとボーッと点滴ばかり受けていた義母が、ごはんを食べ始めたら認知症がすっかり治ってしまったのです。腹部にチューブで栄養剤を注入する胃瘻《いろう》という選択肢もあると医者に言われたけれど、反対してほんとうによかった。

その後、退院してからあちこち旅行をし、義母が行きたいというところがあれば、妹が義母を車いすに乗せて私も一緒に出かけました。認知症はすっかり治り、九十七歳であの世へ還りました。

一日百二十グラムのごはんが脳に酸素を送ってくれます。認知症になりたくなかったら、やはりお米。できれば玄米です。そして手足と頭を使うことです。

自然の手当て——治病の主役と治病の助手

私達の身体のなかには、何があっても治そう、良くなろうというエネルギーがあります。自然療法はその力をフォローしてくれるのです。

少し前に、段差でつんのめって転んで、右手首にヒビが入ってしまいました。手がグローブのように腫れてしまって痛かったけれど、里イモ、サンシシ末、ビワ葉エキスを混ぜて湿布をしていたらスーッと腫れが引きました。自然療法の手当法を知っていると、いろいろな場面で助けてもらえるのがほんとうにありがたいことです。

常岡一郎先生や東城先生がよくおっしゃっていたなかで、こんな話がありました。

「怪我をする。薬は傷口の上からつける。傷は上の方から治るのではない。傷の中から肉が上がってこなければならぬ。

自然良能の力が主役、医学は従の役目、助手である。自然が持っている力、恵みを与えた良能の力が治病の主役である。治病の助手は二つ。一つは医療、一つは病人自身の心である」

なるほどと思いました。

手首の痛みが取れるまでは、野菜は切れない、おにぎりも握れない。普段はなにも考えず当たり前のように手を使ってきて、感謝がなかった、バチが当たったのかとも思いました。本当に不徳なことと天と手にお詫びしました。そして右手が使えないからもうダメだ、ではなく、左手があるし、とにかくやることはきちんとやろう、と。やればなんとかなる、と前を向きました。

怪我が治る時というのは身体のなかから治っていきます。表面はかさぶたができて、内側、下から肉が盛り上がって治っていく。だから傷が治る時にはかゆみが出ます。それで骨にヒビが入って初めて体験したのですが、治っていく時に骨がかゆかったんです。

骨がかゆいなんて……それ以上どう表現したらいいのかわかりませんが、何ごとも経験ですね。

心が躍れば細胞も躍動する

私の家の近所に梅の老木があって、見事に花を咲かせていました。

一か月後に友人がブラジルから来るので、ぜひこの花を見せたいと思い、それから毎日この梅の木に、

「もう一か月、このまま咲いていておくれ。友達に見せたいの」

とお願いしていました。

梅は、ひと月の間、咲き続けてくれて、ブラジルの友達に見せることができました。私は嬉しくて嬉しくて。梅の木に「ありがとう！」とハグしました。いのちあるものは、ちゃんと聞いていてくれているのです。

花を見て「きれいだな」と思う気持ちは尊いものです。

思い詰めていたら、花を見ても何も感じない。花はその人の気持ちを映してくれます。

花を愛《め》でる、好きな人と一緒にごはんを食べに行く、音楽を聴く、絵画を鑑賞したり、読書したり……など、これをしている時が一番楽しくて、癒やされるというものはありますか？　それを自分にしてあげるのはとてもたいせつなこと。

趣味をもつことです。栄養が必要なのは身体ばかりではありません。心や五感にもちゃんと栄養を補給しましょう。

私は音楽が大好きでジャンルを問わずに何でも聴きます。とくに好きな曲はサラサーテの「チゴイネルワイゼン」です。ジャズも好き、ハワイアンも大好きです。私は好き嫌いなく、何でも楽しめちゃうO型なのよ。

七十半ばを過ぎてからウクレレを習い始め、老人ホームへ出かけて「昭和の歌を歌おうぜ！」ってみんなで楽しく歌ったり、公園で子供達を集めて紙芝居などもしていました。ユーチューブの「ひまわり健康料理教室」にもアップしているから興味のある人はぜひ見てね。

新陳代謝は心が大事。ワクワクドキドキ心が躍る時ってあるでしょう。そういう時は細胞も躍動して、血流も良くなるのです。好きなことに夢中になれば歳なんか忘れてしまいます。

希望をもつ――楽しみが生きがいになる

私は昔の童謡を無くさないためにユーチューブで歌ったりもするのです。若い人が知らない歌もあります。あの『夕焼《ゆうやけ》小焼《こやけ》』や『月の沙漠《さばく》』なんて百年も前に作られたのですよ。

そんな私のユーチューブを病室から、すごく楽しみに見てくれているN子さんという女性がいます。何度も見返しては一緒に歌ってくれているそうで、『村の鍛冶屋《かじや》』のリクエストをもらった時は映画『二十四の瞳』で使われたオリジナルの歌詞で歌いました。それが嬉しかったようで、二十回も一緒に歌ってくれたそうです。次は『たなばたさま』のリクエストをもらいました。

「リクエストすると、その日まで頑張ることができます」

そう彼女は言うのです。

「次の朝は目覚めるかな……と思ってたら生きていた」と。

希望、目標をもつことがどんなにたいせつか。私、ユーチューブをやらせてもらってほんとうに良かったと思います。一人の人が希望をもって楽しみにしてくれている。それは私の希望でもあるのです。

「N子さん、次もまた一緒に歌うんだよ」

そう毎回、彼女と約束します。楽しみに待っていてくれるN子さんを思うと、ついつい収録中も泣きそうになることがあります。

日本人としての生活道――目に見えない〝いのち〟に感謝する心

私ね、元気な人が増えてほしいし、元気な日本になってほしい。

世界中で日本ほど礼儀作法をきちんとやってきた国は、ほかにはないのです。

「いただきます」「ごちそうさま」は当然だし、神社での参拝の仕方も、お参りする前に手に水をかけて浄《きよ》めるような、そういうことをきちんとやってきたのが日本人だと思うのです。

「義をみてせざるは勇無きなり」と言うけれど、赤穂《あこう》浪士の四十七義士もこの三つを貫きました。結局、一人を除く四十六義士が切腹になったけれど、この忠臣蔵の話のなかには、義・勇・仁という武士道精神があって、それゆえ今日までずっと語り継がれているのです。

この話に感応する日本人にも、この要素がしっかり入っています。日本を良くしようという思い。人への思いやり。挨拶も形だけではなく心でする。道は華道、茶道、書道、剣道といろいろありますが、一つの道をとことんやっていけば、その道のベテランになる。生活道もきちんと毎日を生きていれば、しっかりと大地に足が着くはずです。

日本には行事ごとにその季節の旬を取り入れた料理をいただく風習があります。正月には雑煮を食べ、三月の桃の節句にはちらし寿司。五月の端午の節句には、ちまき……というように。無病息災や豊穣を願いながら、その季節を味わうのです。最近は何事にも無関心な人が多いようですが、こうした行事食は日本の風土とともに育てられてきた先祖の心です。

自然の恵みをありがたくいただき、そのなかに見えない〝いのち〟を感じとり、心豊かに生きたのが私達日本人の先祖でした。日々の生活そのものが祈りであり、いのちの発見でもありました。日本の風習やその美しさを、これからの若い人たちに受け継いでいってほしいですね。

月に一度くらいは地元の神社をお参りし、掌を合わせるのもいいものですよ。神社はその土地を守ってくれています。

そういえば東城先生がこのようなことを言っていました。

「神社へ行って、お賽銭《さいせん》としてたった十円や百円を入れて〝なになにお願いします〟って拝むのはバカだね。ありがとうございます、という感謝の気持ちでお賽銭をあげなさい」

と。神社というのはお願い事をしに行く場所ではなく、感謝の祈りを捧げるところなのですね。

日本人は無心に祈る心をもっている。その無垢《むく》な心で、世界は良くなると信じ続けていれば、国も人もきっと元気でいられるはずです。

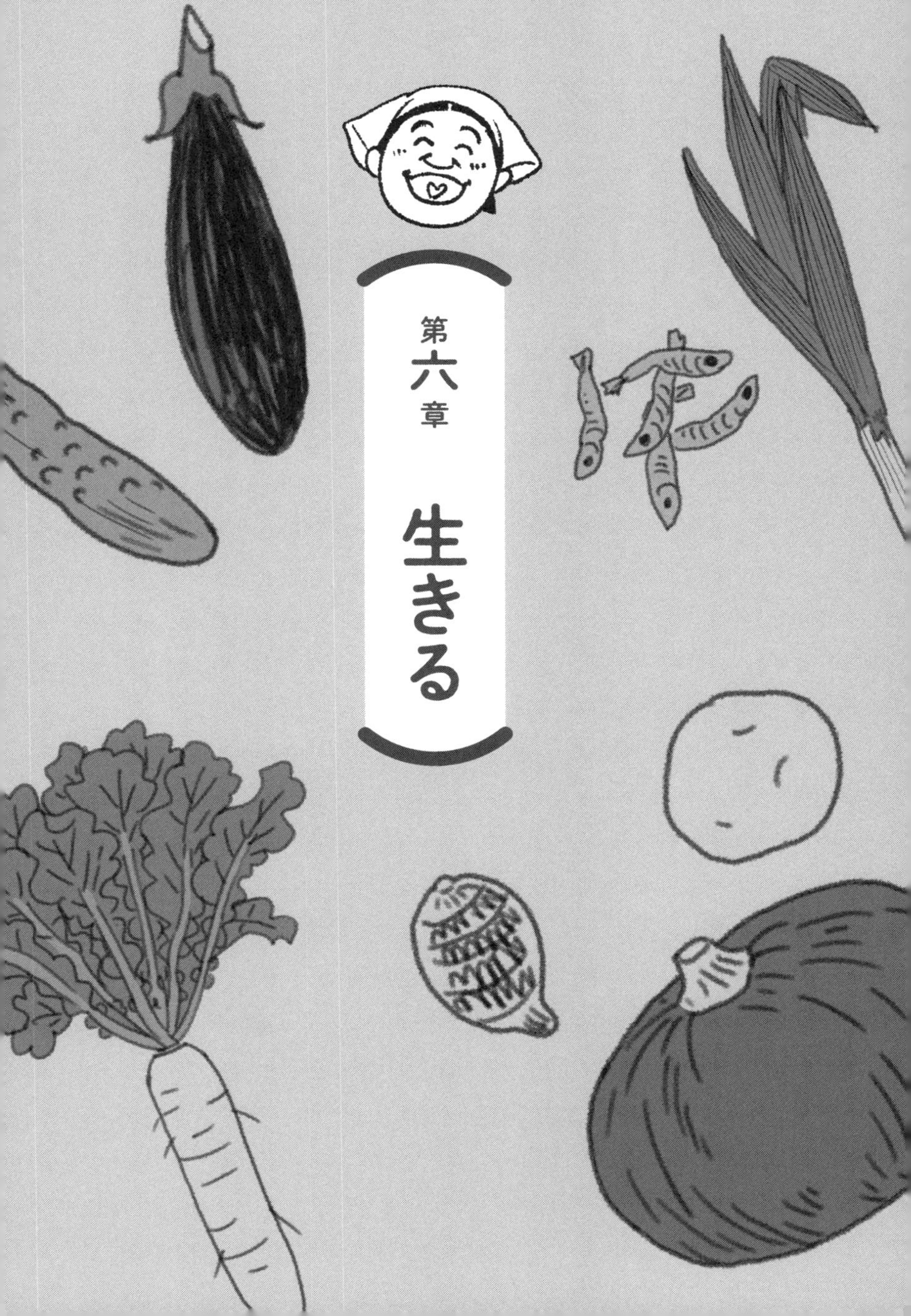

第六章　生きる

人間は小さな宇宙——自然とともに〝生かされる〟存在

三十八億年前、生命は海で誕生したといわれています。人間の身体は約七十パーセントが水で、そのミネラル成分の比率が不思議なことに海水とほぼ同じなのです。血液も、羊水も、同じです。

人は月の引力によって起こる潮汐《ちょうせき》の満潮時に生まれ、干潮の時に死を迎えると言われます。大きな宇宙のなかに地球があり、自然界があって、私達はそのなかで〝生きている〟のではなく〝生かされている〟のです。

お天道様《てんとう》のまわりを地球が回るように生きていればいいのに、なぜか人は逆らってしまう。そこで調和が乱れて病気になってしまう。私達の身体も小宇宙で、血の流れは川。澱《よど》めばボウフラがわいてくる。

自然に添うことがいかにたいせつかということです。宇宙と身体は繋がっている。この繋がりで私達は生かされている。

人生は自然とともにいのちを養い栄えてゆく道なのです。

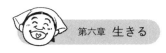

人生はあっという間——何があっても「なんとかなる」

「これからの世は、人は月に行くようになる」

明治生まれの祖母は晩酌の熱燗《あつかん》を飲みながら、幼い頃の私にいろいろな話をしてくれました。

「そんな、月になんか行けっこないじゃん」

と私は思ったけれど、祖母は
「必ず行く。見てみたいなあ」

と。

一九六九年にアポロ十一号が月へ降り立つ二十年以上も前の話です。

祖母はたいへん勤勉で、物知りで、ありとあらゆる本を読み、新聞も毎日隅から隅まで目を通していました。

「佐枝子、お前、学問を身につけろ。大学へ行け」

そう言って山を一つ売って、そのお金で私を東京の大学へ行かせてくれたのも祖母です。卒業後、田舎へ帰っておいでと私を誘う兄夫婦の言葉を祖母は一蹴《いっしゅう》。

「田舎なんかへ帰ってくるな。お前は東京で思い切りやれ！」

作家の宇野千代さんも分子生物学者の村上和雄先生も言っておられますが、人間は可能性の五～六パーセントしかやらなくて、残り九十五パーセントをやらずにあの世へ行ってしまう。もったいないから何でもやるように、と。祖母も日頃から同じようなことを言っていました。

「人生はあっという間だぞ。佐枝子、その間、なにもしないことはない。必ずやれることがある」

五人の子供を亡くしているのに、祖母は私を育てている間、一度も愚痴をこぼしたことがありません。何があっても「なんとかなる」しか言わなかった。私が病気になった時も「お前、死ぬ時は死ぬ。生きる時は生きるんだ」とズバッと言っていました。この見事さは東城先生にも繋がるような気がします。

そんなシャキッと豪快な祖母ですが、九十歳の時に危篤状態に陥ります。後に聞いたら、五人の死んだ子供達が白装束で「おっかさーん」と呼ぶので、ああ、やっと子供達に会えるとフワフワと川の向こう岸へ辿り着いたと思ったら、「まだ行くな！　正月に死んだら村のみんなに迷惑がかかる！」という兄嫁の大きな声がして、ふりむいたらもとの身体に戻っていたそうです。

「なんでわしを逝かせなかったのか！」

とカンカンに怒っていたところへ、危篤の知らせを聞いた私が東京から帰ってきたのです。

祖母はそれから七年間、生きました。あの世へ行きそびれてからは元気になって身の回りのこともできるようになっていったのです。

初めて村に大きな橋が架かるという話を聞くと、

「橋を見るまでは死なない。橋を見てからあの世へ行って、冥土《めいど》の土産にする」

と言っていました。

ついに橋が完成した時は、兄夫婦に両手を支えてもらい、橋を渡ったそうです。

そして川を見ながら、

「子供らはあそこで遊んでたな」

と言って橋を往復し、その翌日にあの世へ旅立ったのです。享年九十七歳。大往生でした。

〝春風《しゅんぷう》を以《もっ》て人に接し、秋霜《しゅうそう》を以て自分を律する〟

そういう人生を生きた人でした。

料理教室からの帰り道、空に浮かぶ月を見ながら時折、大好きだった祖母と故郷を思うのです。

「ばあば、ばあばが言ってた通りだった。人類は月へ行ったね」

病は天からのお便り——病気も受け取り方次第

「病は天からのお便り。読みて悟る」

東城先生の師である常岡一郎先生がこのような言葉を残されています。

病気になったからこそ、人は深いところまで気づけることがあります。

「あなたってこんなに可愛い顔だった？」

ある生徒さんに私、しみじみそう尋ねたことがありました。

その女性は最初に来た時、ものすごく怖い顔をしていたのです。言葉もきつく、怒鳴るわ、威張り散らすわで教室のみんなから敬遠され、喧嘩にまで発展したほどです。

しばらくして彼女は病を患い、入院しました。おかげで教室は平和を取り戻したのですが、彼女は退院後、また戻ってきたのです。それも別人のようになって。

入院中になにか思うところがあったのか、ものすごくやわらかく、優しい女性に生まれ変わっていたのです。人と喧嘩していたような女性には到底、見えないのです。顔まで可愛らしくなって、歳も十歳くらい若返って見えました。

「今から嫁に行ったら？」

こんなジョークにも笑って応えてくれる姿は、最初に会った日には想像もできないほどの変貌《へんぼう》ぶりでした。

教室のみんなはすごく驚いていたけれど、実は今までにも彼女のように別人かと思うほど変わっていった人を私は数えきれないほど見てきました。

この料理教室は人が変わっていく場所。まったく変わらなかったという人にはまだ会ったことがありません。病気を通して得た経験や学びによって、人が変わっていく。あるいは、人によっては、変わるために病気になったのかもしれません。

病は天からのお便り。その受け取り方次第で人生もまた、変わっていくのでしょう。

痛みも感謝に変える

私が大学四年生の頃、故郷の軍医さんのおかげで椎間板ヘルニアとわかり、手術をしてから二十年以上の歳月が流れていました。本当は一か月ごとに医者へ通って様子を診てもらわなければならなかったのに、私は二十年もの間、一度も行かなかったのです。

ある日、腰のあたりにとんでもない激痛が走りました。

その頃はもう料理教室の講師をしていましたから、ビワ葉を使った療法で自分なりに手当てをし、何とか授業はしていました。しかしあまりに痛みがひどいので、一人の男性の友人だけに痛みを打ち明けたのです。

「私ね、ものすごく痛みがあって困ってるんだけど」

「米澤さんはね、たぶんね、引き摺っているんだと思うよ」

「え？　私、引き摺ってなんかいないよ」

「米澤さんは例えば、昨日遅くまで起きていたから痛みがある、とか、たくさん動いたから痛みが出た、とかそうやって考えていたんじゃないの？」

　言われてみるとたしかに、痛みの原因を探して引き摺っていたこともあったかもしれない。

「それをやめることだよ。今日は今日なんだよ。今日起こっている痛みをなぜ昨日や過去の出来事に結びつけるの？　今日は今なんだよ」

「そう言うけど、だって痛いんだからしょうがないじゃない」

　そうとしか言えなかった。

「米澤さんは痛みに対して悪態をついていない？」

「うん、こんちくちょうって言ってるわね。なんでこんな身体になったんだって」

「そこが大きな間違いだよ。そんなだったらずっと痛みが続くよ。それは自分の身体を粗末にしていることなんだよ。あのね、痛みを感謝に変えるんだよ。痛みがあるってことは今、生きてる証拠。死んだら痛みも感じなくなるけど、そのまだと死ぬまで痛みを引き摺るかもしれないよ。だから生きているうちに感謝の気持ちを身体に言わなければならない」

そう言われたのです。

たしかに自分の身体を粗末にしているつもりはないけど、感謝の気持ちをもったことなんてなかったのです。

「僕は感謝してあの世に行くよ」

さらに彼は続けました、

「痛むところにビワの葉を貼っているというけれど、ビワの葉のいのちをもらっていることにも感謝の気持ちが足りないいんだよ」

と、はっきり言われました。その通りだとすごく反省しました。

私は自分の身体に感謝がなかった。なんで私がこんな目に遭うの？　と思っていた。痛みを責め、自分の身体を責めていたことを友人に教えてもらいました。そして自然療法を続けながら、痛みに対して呪文のように「ありがとう」と言い続けたら、半年で痛みは消えました。

友人は末期の癌で、医者からは手術する以外に助かる道はないと言われていたのですが、それから彼は八年間、生きました。

「米澤さん、生きていることはほんとうに素晴らしいことだよ。みんなに会えて良かった。僕は感謝してあの世に行くよ」

亡くなる前、彼はそう言い遺しました。

私はこの友人と出会ったおかげで、自分の身体に感謝することを学びました。

痛みがある時もそうだけれど、食欲があったりなかったりする時も、身体が全部教えてくれているのだから感謝して正直に生きればいいのだと。

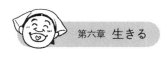

過去にとらわれない——今日は今日、今は今

あの時ああだったから、昨日がこうだったから、と人は過去を引き摺ってしまうものです。過ぎたことにとらわれ、過去の亡霊が今その瞬間に生きることを妨げてしまう。

切り替えることです。
昨日までのことを引き摺りながら今日を生きれば、明日また同じことになる。だから切り替えはほんとうにたいせつです。よくトラウマがどうこうとか言われるけれど、トラウマなんか考えなくていいのです。そんなものはもう済んだことだから。

自分を許すことができずに苦しんでいる人がどれだけいるでしょうか。それも自分の通って来た道で、その時はきっと一所懸命だったり、あるいは一所懸命になれなかった事情があったのだから、もう自分を許してあげてほしい。心に刺《さ》さっている胸のトゲがあるなら抜いてしまえばいい。いつまでも刺さったトゲを我慢することはないのです。

過去は帰ってきません。けれども未来へと進むその生き方次第で、過去への定義づけを変えることはできます。大きな病気が見つかればその時、人は打ちひしがれてしまうでしょう。でもそのまま、ずっと打ちひしがれたままでいるわけにはいきません。笑っても、泣いても、明日になれば朝がくるのです。カーテンを閉めたまま、思考のなかに埋没していても何も変わらない。窓を開けて、新しい風を受け入れ、今日をスタートさせれば何かが動き始めて、いつか、ああ、あの出来事のおかげで今の自分がいる、と感謝できる未来へ繋げていけるのではないでしょうか。

今日は今日で、今は今。大事なのはその今。この一瞬を喜んで。そしてこれから。

目標をもってください。夢を叶えるために。

余命宣告から四十余年――寿命は人にはわからない

余命宣告されてから四十余年。未だ、私のところへお迎えはやって来ない。いのちの時間などほんとうに誰にもわからないのです。

医者は治る見込みがないと判断すれば、患者や家族に対して余命を告げます。でもそれは統計的なものからの判断でしかない。そんなものに合わせなくていい。人間という一個一個のいのちを方程式に当てはめることは本来できるはずはないのです。

医者にあと三か月とか言われると、それを信じてみんな医者の決めた余命に合わせて生きるようになる。三か月ならその三か月先を見据えて歩くから、あと二か月、あと一か月……と死に向かって準備をしてしまう。それまでにやり残したことを片づけて、準備万端にして、いよいよ砂時計の最後の砂が落ちたら、さようならと死を受け入れる。

だから、信じるな！　と私は言うんです。余命から何年過ぎても、生きてる人がたくさんいますよ。

医学によって助かる人は多いし、医学は大事なものです。自然療法だけでいいとも思いません。でも余命なんてほんとうにわからない。

「あと何か月と宣告されました」

と相談にくる生徒さんへ私が言うのは、

「医者は神様じゃないんだよ。あなたはもっと生きられるよ」

医者に宣告されたからといって、死ぬ順番を待つようなことは絶対にしてほしくありません。

「暗い夜があっても、必ず明るい朝がやってくる」

どうしようどうしようと悩んでいたってしょうがない。それよりも、その時できることをする。気力が落ちても、それは一時的なこと。嫌なことがあったらそれを一回認めて「こんなの長く続かない」と思うこと。人が言ってくれなくても、自分で自分に大丈夫だよと言ってあげること。そうすればきっとその時を乗り超えられるし、良くなっていくから。

暗い言葉や恨み事などはなるべく口にしないほうがいい。そういうことばかりを口にする生徒さんに私は言います。

「そんなことばかり言って寂しくない？　言霊《ことだま》ってあるけれど、自分の発した言葉は全部自分に返ってくるんだよ。こんなことだとあなたの身体が良くなるとは思えない」と。

自分の出した言葉を一番聞いているのは自分の身体なのです。だから前向きになれるいい言葉を口にしたほうがいい。

辛い時は泣くのを我慢する必要はないです。ワーワー泣いてもいい。とことん泣くことを赦《ゆる》して、そういう自分を認めてあげる。そして涙はいつまでもだらだら引っ張らず、よしこれで浄められた。さあやるぞ、の気持ち。もし何もできそうもないと思っても、太陽を浴びるくらいはできるはずです。

「暗い夜があっても、必ず明るい朝がやってくる」

これも東城先生がよく口にしていた大好きな言葉です。

マイナスからプラスへ。考え方一つで人は変われる。根っこがしっかりすれば枯れかけた枝葉も再生できるし、たとえマイナスがあっても、これが必ず役に立つ時がくる。冬が終われば誰のもとにも春はめぐってくるのです。

ベゴニアの花――本当の愛は花にも届く

東城先生が亡くなられる前の年のことです。

「ヨネさん、ちょっと家においで」

と連絡があり、私はすぐにタクシーで飛んで行きました。

先生は部屋の一角に鉢植えの花をたくさん並べているのですが、大好きなベゴ

ニアの花を指さして、

「私は毎晩、枯れそうだったベゴニアに声をかけていたのよ。そうしたら見てごらん。こんなにきれいな花が咲き始めたのよ。これをあなたと見たかったのよ」

と言うのです。

私は思わず涙があふれてしまいました。泣けて泣けてどうしようもなかった。

そんな私に先生は言いました。

「あんた。わかった？　これなのよ」

運命の主は自分自身——あなた次第で人生は変えられる

人間、生まれたらいつか必ず死んでゆく。生まれた瞬間から、日々生きることは同時に、あちらの世界へ進んでいくということ。たいせつなことはその道をどう生きるか。

教室には、死にたいと訴える人も来ます。でも宝くじに当たるよりも私達、すごい確率で生まれてきている。

「途中で死んじゃうなんてもったいない。だから一緒に生きよう。辛かったらしゃべっちゃいなさい。なんでも聞くから」

そう言うんです。

最近も抗癌剤治療をされている人からしょっちゅう電話がきます。

「一声でいいんです。頑張れって言ってください」

「あなたね、きっと大丈夫だから。頑張れ！ 元気になったら教室においでよ」

「はい。歩けるようになったら行きます」

こんなふうに少し話して、電話を切った後で、私はその人の名前を言いながら天に向かって祈ります。また別の人からはこんな電話もかかってきます。

「ヨネ先生、今日はここが痛かった」

「そう。じゃあそこに手を置いて。私もその部分を想像するから。もう痛くなくなったよ、痛いの痛いの飛んでいけっ！」

離れていても祈りは通じると信じているのです。

「明日、手術なんです！　どうしよう先生」

と突然、駆け込みで会いに来る生徒さんもいます。

忙しいからアポなしはちょっと困るし、この料理教室は駆け込み寺か？　と思う時もあります。でも生徒さんのことは放っておけないですよね。

どんな運命が待ち受けようと、それが病気であろうと災害であろうと、諦めないでほしい。運命の主は自分自身です。だから、あなた次第でいい運命になっていくからね、ということを伝え続けたい。

今にも倒れそうな人が飛びついてくるの。私、その人をぎゅっと抱きしめる。私は人に明かりを灯すのが役割かもしれない。

神経は歳をとらない――やることいっぱいよ

これまで満身創痍《そうい》で腎臓病に肝臓病、子宮癌、椎間板ヘルニア、マムシに噛まれたりと、さんざんいろいろやってきたけれど、自分自身もう絶対に病気はしないって決めているのです。だから四十四年間、一日も休まず料理教室へ通い続けています。教室のスタッフがインフルエンザだのコロナだのに罹っても私だけは大丈夫。人からうつされたこともありません。風邪もひかなくなりました。それは私が自分の中で「罹らない」と決めているから。微塵《みじん》も疑うことなく、そう信じているからです。

〝病は気から〟というけれど、そういう〝気〟はとても大事だと思います。

「ヨネ先生はどうしてそんなに元気なんですか？」

たびたびこう聞かれることがあるのですが、いつもこんなふうに言います。

「神経までは歳とってないからだよ」

なかには、

「身体が老化すれば神経も歳をとるに決まってる」

と言う人もいるんです。バカ言っちゃ困るわ。身体は少しずつ老いていくけど、神経は神に通じる経《みち》。だから歳はとらないのです。自分で歳をとったと思えば、神経もそうなっちゃう。私はこれからまだまだやりたいことがあるから、歳なんかとってる暇はなし。やることが多いから。今でもお年寄りに電車の席を譲っています。


みんなよく、「私はもう歳だから」と、自分から先に言う人がいるけれど、それは違う。歳かどうかはそんなの言われなくても見りゃわかる。

「あんたももう歳じゃない？」

と言われるけれど、

「歳ってなんだっけ？　私は永遠の二十八歳よ」

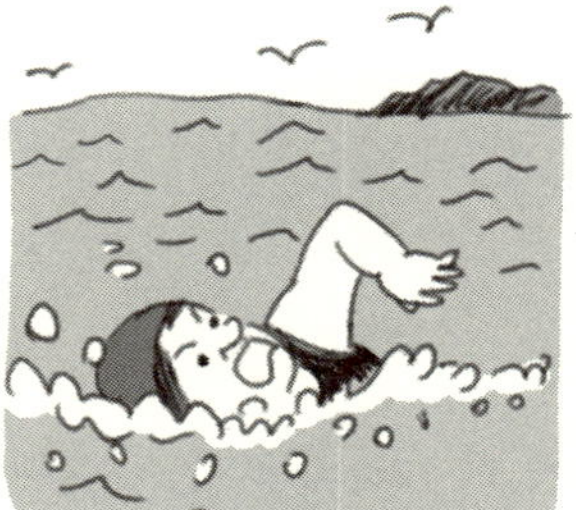

って答えます。ドーバー海峡を泳いで渡ることを目指していた六十代の頃。今、再びプールに通い始め、今は〝ローバー（老婆）海峡〟を渡っています。ハハハッハハ……

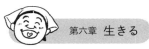

杖――頼ってもらえる喜び

東城先生も九十四歳で亡くなるギリギリまで現役で料理教室や朝礼、月例会をこなされていました。

「先生、ご無理をなさらないでください」

と言ってくる人も多かったのですが、先生は、

「無理もしないでどうやって生きていくのよ。わかってないわね」

なんて言っていましたね。

歩くのが速いのでうっかり転んだりすることもしばしば。高齢者が転倒すると、一割の人が骨折し、またそのなかの一割の人が寝たきりになってしまうそうです。先生は何度も転んでいるのに一度も骨を折ることはなかったですね。

「どうしてあんなに転んでるのに骨が折れないんでしょう」

と聞いてみたら、こう返されました。

「あんたとは違うわよ」

歩くのがいっそう困難になられてからは、私が先生の杖《つえ》になろうと思っていつも傍にいました。ちょうど手を置くのにつかまりやすかったのでしょう。ほかの人ではダメなようで、時々、杖（私）が見えないと先生は顔をあちこち向けて探すんです。そこで私はすぐに飛んで行く。そんなふうに頼ってもらえることが嬉しかったですね。

生涯現役で、自然療法の正しさを、身をもって示してくれた東城先生。ほんとうにお見事です。

生きているだけで素晴らしい——気負わず、気楽に、一所懸命に

「人はなぜ生まれてくるの？　あなたはなにをしにこの世界へやって来たの？」

東城先生がよく生徒さんに問いかけていたことです。もちろん、人それぞれ違います。

私は東城先生から託されたこの教室で、辛い人の隣に寄り添って、話をしたり一緒に料理を作ったり、食べたりすることでその人が元気になるならば、こんな嬉しいことはないのです。料理教室の人達はみんな肉親以上の仲間。私はここへ来てくれる全員、全身全霊で愛してます。病気の人も、自分と同じように思って相談を受けます。きっとそういうことをしたくてこの世に生まれてきたのでしょうね。

みんなもせっかくいただいたいのちだから。大いにやれることをやったほうがいい。この世で生きられるのなんてせいぜい百年。時はあっという間に過ぎていくから、あれこれ悩んでたらもったいない。そうじゃない？

何歳まで生きようとか、いくつまで頑張ろうかとか、そんなことは考えていません。でも、まだまだやらなければならないことはたくさんある。これでもういいんだと思ったことは一度もないです。天がもういいよ、と言うまで道は続いていくのです。

気負わず、気楽に、そして一所懸命に。

心が重くなったら人に話を聞いてもらい、具合が悪くなったら自然の力をもらって手当てする。食べ過ぎないよう少なめに美味しくごはんを食べて、疲れた時は早く寝る。そしてまた、朝がくる。

生きているってそれだけでも素晴らしい。

人生は楽しい修業――魂は永遠に続いていく

「あそこに虹が出てるだろう？ あれに乗ってお前の母ちゃんは空に昇っていったんだよ。なにも心配することはない。母ちゃんはあそこから毎日、お前を見てる。しゃべりたければ空に向かってしゃべれ」

その日に限って空にはそれはきれいな虹が架かって、五歳の私は祖母と並んで一緒に虹を見ていました。母の葬式の日のことです。

「母ちゃん、死んじゃったんだ」

「そうだよ。だけど寂しくないよ佐枝子、母ちゃんの身体は見えないけど、あそこからいっつもお前を見てる。なんか辛いことがあったら、あっちに言えば、お前のお母ちゃんもお父ちゃんもちゃんと聞いてるから」

あの日の美しい虹と祖母の声は今でも私の心のなかに生きています。

父ちゃんと母ちゃんが空からいつも私を見てくれてる。私の声を聞いてくれてる。小さい時だったからなおさら、まったく疑うことなく私は祖母の言葉を信じました。今でも信じてます。

今は祖母もあの虹の向こう側からきっと私を見てくれているでしょう。

父と母、祖母がいて、その先にご先祖さまという存在があって、そのご先祖さまをたどっていけば何億年とさかのぼったところへと繋がっていく。そこからずっとずっとはるかな時を経て、今の私がいる。

いのちの繋がり、その大きなものがずっと守ってくれているような気がします。どんな危機的状況に陥っても必ず助けがあった。だからそう信じられるんです。

肉体が滅びればみんな土へ還る。それはもうしょうがないこと。でも当たり前のこと。

せっかくこの世に生まれてきたのだから一所懸命に生きて、お迎えがきたら「頑張ったね」と自分をねぎらって、あの世に出発したほうがいい。完全を求める人が多いけれど、百パーセント完全なんてあり得ない。不完全でもじゅうぶん。どんなに不器用でもいい。人と人が触れ合い、会話するなかで自分を磨いていけたならそれでいい。そこから先も魂は永遠に続いていくのだから。

魂は永遠。消えてしまうことはない。

料理教室でたくさんの人のいのちに触れ、生と死を見つめ続けながら、気づかされたことです。

人生は修業。しかも楽しい修業、笑う修業です。

天まで届け――今日も一日、いのちいっぱいに生きる

私は毎朝五時に目が覚めたら、空へ向かって開口一番に、

「お父ちゃん、お母ちゃん、ばあちゃん、東城先生、おはよう!」

と、天にいる人達へ届くよう、声に出して挨拶します。

そしてその後にもう一つ。空へ向かって両手を広げ、大きな声でハッヒフッへホー！

これは一種の呼吸法。声はお腹から出すことが大事。吸うことは考えず、ただ吐き出すのみ。

私が大声でハッヒフッへホー！　と言ったら、合いの手がわりに隣で猫のにゃーこがニャーと鳴く。これが私の日課です。ここから一日が始まります。

知らない通りすがりの人が聞いたら、アホじゃないかと思われるかもしれないけれど、そんなことはどうでもいいの。いいかっこうなんてしなくてもいいのよ。空は青いし、庭を見渡せば季節の花が咲いている。いつもきれいだな、根っこも元気そうだな、ありがとうね、と感謝。そして鏡の前でニィっていい顔して「いい日だ！」って自分自身に宣言します。

さて！　今日も笑顔で楽しく、いのち輝く料理教室を始めましょう！

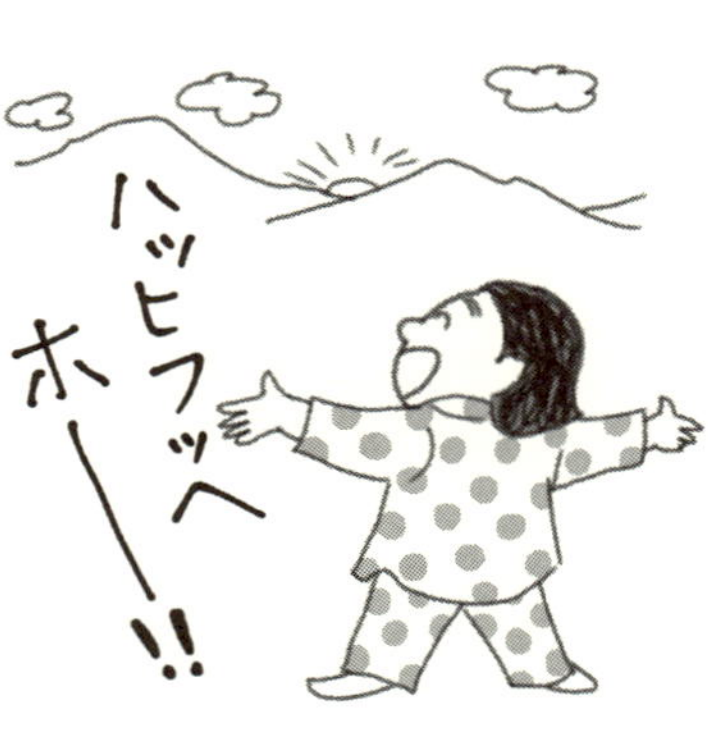

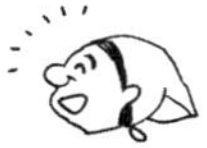

あとがきにかえて

一隅を照らす人になりたいと、この道一筋で歩んでまいりました。多くの人との出会いがあり、特に『致知』と出会ったことでこの本が生まれました。

この本を手に取って下さった方が人生のお役に立てて下されば、この本を手に取って心に明かりが灯って下されば、有難き幸せと存じます。

ご縁をいただいた皆様に心から感謝申し上げますとともに、皆様のご多幸をお祈りいたします。

これからも一日一歩と精進して、魂磨きをしてまいります。

米澤佐枝子

日本の風土にあった

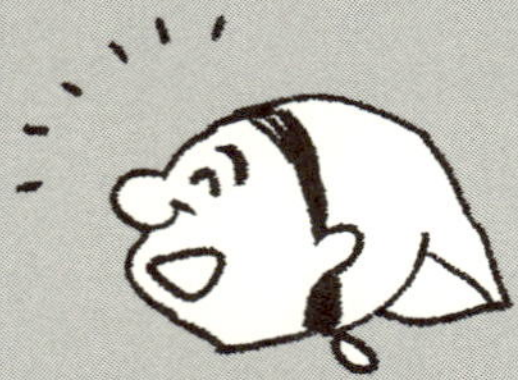

主食であるごはんを中心に
味噌汁とお漬物。
この3点セットを基本に、
主菜、副菜には
旬の野菜や山の幸、海の幸を
バランスよく取り入れましょう！

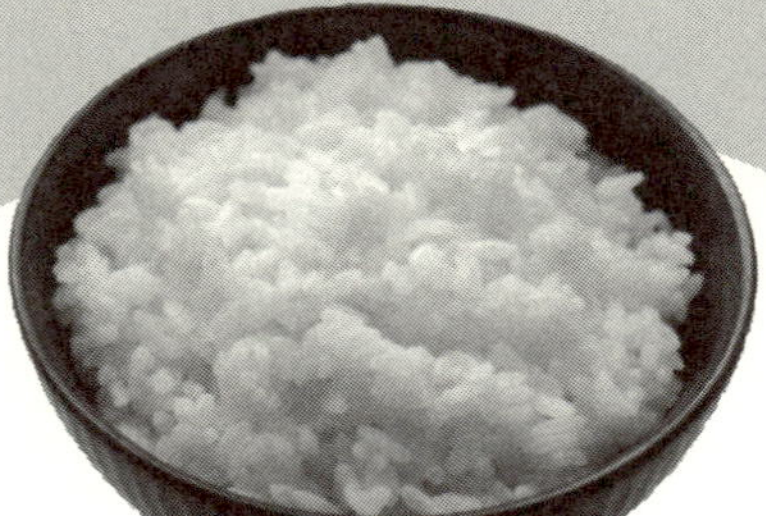

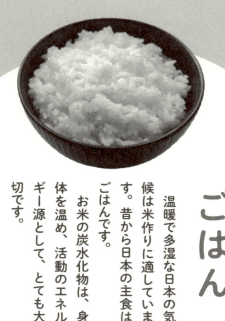

ごはん

温暖で多湿な日本の気候は米作りに適しています。昔から日本の主食はごはんです。

お米の炭水化物は、身体を温め、活動のエネルギー源として、とても大切です。

基本の3点セット

味噌汁

煮干しやコンブ等天然の出汁《だし》と天然醸造の味噌で作る味噌汁は、酵母や乳酸菌の働きで腸を整えます。

具には、季節の野菜や豆腐、油揚げ等の植物性たんぱく質、あさりやしじみ等、変化をつけて楽しみましょう。

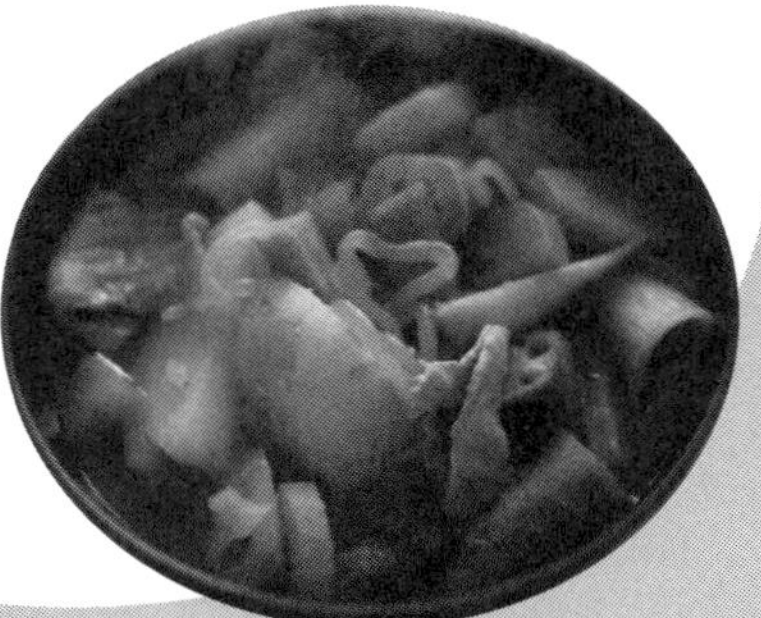

お漬物

日本には、ぬか漬、白菜漬、たくあん、梅干、粕《かす》漬、麹《こうじ》漬、味噌漬等、地方色豊かな漬物がいろいろあります。

どれも自然発酵の力で作られた日本人の知恵が詰まった発酵食品です。

ビタミン、カリウム、食物繊維が豊富で、乳酸菌や酵母の働きで腸内環境が整い、免疫力もアップします。

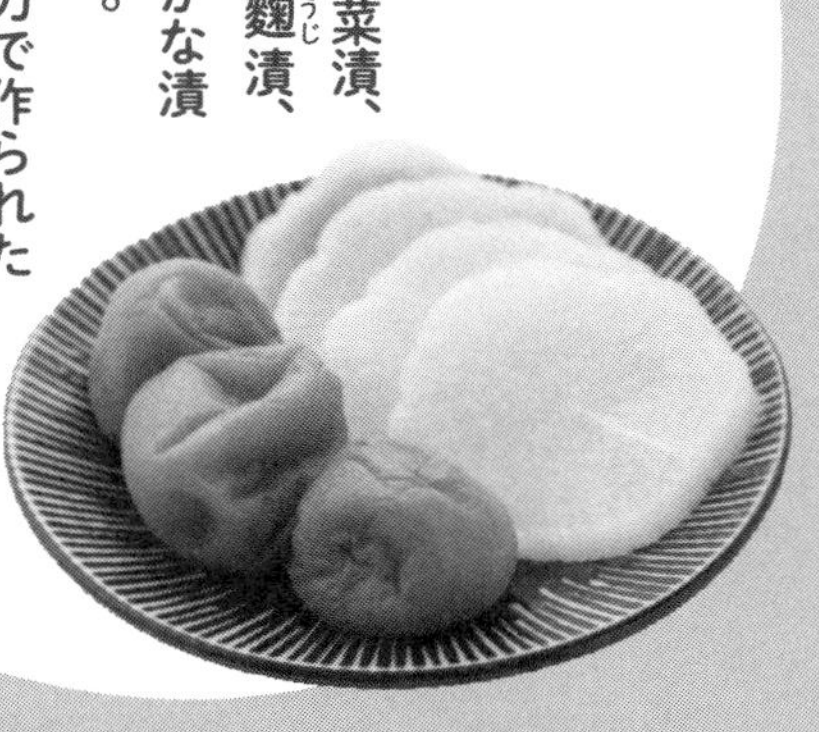

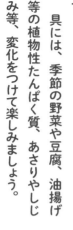

〈著者略歴〉
米澤佐枝子（よねざわ・さえこ）
昭和17年静岡県生まれ。相模女子大学食物学科で栄養学を専攻。卒業後、東條会館にて和洋料理のコック修業。結婚後、夫の赴任に伴いブラジルに渡っていた30代の頃、子宮癌を発症、余命1年と宣告を受ける。食事を変えるなど自然療法を始める。58年自然療法の大家である東城百合子氏が立ち上げた「あなたと健康社」に入社、健康料理教室の講師を任される。講師をしながら、手術もせず薬にも頼らず40代で癌を克服。以来43年間、東城氏に師事し続けた。80代の現在も同料理教室の人気講師として活躍を続けている。著書に『よねさんの免疫力超アップの食卓』（三笠書房）、『ワッハハ佐枝子のひまわり人生』（人間出版）がある。

株式会社あなたと健康社
〒157-0066　東京都世田谷区成城2-35-13　　TEL：03-3417-5051（代表）

病気になっても
病人にならない生き方

令和六年十二月十日第一刷発行

著者　米澤佐枝子
発行者　藤尾秀昭
発行所　致知出版社
〒150-0001東京都渋谷区神宮前四の二十四の九
TEL（〇三）三七九六—二一一一
印刷・製本　中央精版印刷
落丁・乱丁はお取替え致します。　（検印廃止）

ISBN978-4-8009-1320-3 C0077
ホームページ　https://www.chichi.co.jp
Eメール　books@chichi.co.jp

装幀——仲條世菜・鈴木大輔・江﨑輝海（ソウルデザイン）
本文デザイン——フロッグキングスタジオ
本文イラスト——川口澄子（水登舎）
カバー写真——山下 武
編集協力——宮崎奈美